Best of Pflege

Mit „Best of Pflege" zeichnet Springer die besten Masterarbeiten und Dissertationen aus dem Bereich Pflege aus. Inhalte aus den etablierten Bereichen der Pflegewissenschaft, Pflegepädagogik, Pflegemanagement oder aus neuen Studienfeldern wie Health Care oder Ambient Assisted Living finden hier eine geeignete Plattform. Die mit Bestnote ausgezeichneten Arbeiten wurden durch Gutachter empfohlen und behandeln aktuelle Themen rund um den Bereich Pflege. Die Reihe wendet sich an Praktiker und Wissenschaftler gleichermaßen und soll insbesondere auch Nachwuchswissenschaftlern Orientierung geben.

Weitere Bände in der Reihe http://www.springer.com/series/13848

Elke Strelow

Flüchtlinge in der Altenpflegeausbildung

Eine empirische Studie

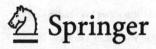
Springer

Elke Strelow
Bad Segeberg, Deutschland

ISSN 2569-8605   ISSN 2569-8621   (electronic)
Best of Pflege
ISBN 978-3-658-27346-0   ISBN 978-3-658-27347-7   (eBook)
https://doi.org/10.1007/978-3-658-27347-7

Die Deutsche Nationalbibliothek verzeichnet diese Publikation in der Deutschen National-bibliografie; detaillierte bibliografische Daten sind im Internet über http://dnb.d-nb.de abrufbar.

Springer ist ein Imprint der eingetragenen Gesellschaft Springer Fachmedien Wiesbaden GmbH und ist ein Teil von Springer Nature
Die Anschrift der Gesellschaft ist: Abraham-Lincoln-Str. 46, 65189 Wiesbaden, Germany

Inhaltsverzeichnis

Abstract

Durch die demografische Entwicklung in Deutschland steigt die Zahl an älteren Menschen, die pflegerische Versorgung benötigen. Gleichzeitig herrscht in vielen Berufen ein Fachkräftemangel. Dies macht sich insbesondere in Pflegeberufen bemerkbar, da für die steigende Anzahl an Pflegebedürftigen nicht ausreichend Pflegepersonal zur Verfügung steht. Mit der Flüchtlingswelle in den Jahren 2015 und 2016 kamen Menschen nach Deutschland, um sich eine neue Existenz aufzubauen und eine bessere Lebens- und Zukunftsperspektive zu haben. Durch die Zuwanderung ergab sich nunmehr die Möglichkeit, dem Fachkräftemangel entgegen zu wirken. Doch, welche Erfahrungen machen Flüchtlinge in der Altenpflegeausbildung? Dieser Frage soll in der vorliegenden Arbeit nachgegangen werden. Hierfür wurden Flüchtlinge aus den Ländern Syrien, Afghanistan und dem Irak befragt, die sich im ersten Ausbildungsjahr zum Altenpfleger befinden. Eine professionelle Altenpflege gibt es in den Herkunftsländern nicht. Die Versorgung findet im familiären Umfeld statt und wird überwiegend von Frauen durchgeführt. Körpernahe Verrichtungen, wie sie in der Altenpflege täglich vorkommen, sind insbesondere bei gegengeschlechtlichen Personen in islamisch geprägten Kulturen weitestgehend verboten. Mit Hilfe der qualitativen Forschung soll daher die Frage, wie Flüchtlinge ihre Altenpflegeausbildung erleben, beantwortet werden. Um einen Zugang zu potentiellen Interviewpartnern zu bekommen, wurden Schulen im gesamten Bundesgebiet angeschrieben. Nach Absprache mit den Schulleitungen wurden die Interviews letztendlich terminiert, durchgeführt und ausgewertet.

Abstract

Abbildungen und Tabellen

Abkürzungsverzeichnis

AsylG	Asylgesetz
AufenthG	Gesetz über den Aufenthalt, die Erwerbstätigkeit und die Integration von Ausländern im Bundesgebiet (Aufenthaltsgesetz)
BA	Bundesagentur für Arbeit
BABL	Bundesärzteblatt
BAMF	Bundesamt für Migration und Flüchtlinge
BIBB	Bundesinstitut für Berufsbildung
BMFSFJ	Bundesministerium für Familie, Frauen, Senioren und Jugend
BMG	Bundesministerium für Gesundheit
bpb	Bundeszentrale für politische Bildung
BQ-Portal	Informationsportal für ausländische Berufsqualifikationen.
DIMDI	Deutsches Institut für Medizinische Dokumentation und Information
HIIK	Heidelberger Institute for international conflict research
KMK	Kultusministerkonferenz
LI Portal	Das Länder-Informations-Portal
OECD	Organisation for Economic Co-operation and Development
SVR	Sachverständigenrat deutscher Stiftungen für Integration und Migration GmbH
UNDP	United Nations Development Programme
UNHCR	United Nations High Commissioner for Refugees
WHO	World Health Organisation

1 Einleitung

Durch die demografische Entwicklung in Deutschland werden die Menschen zunehmend älter. Dies hat einerseits zur Folge, dass auch die Zahl der pflegebedürftigen Menschen in Deutschland stetig zunimmt; andererseits nimmt die Zahl der potentiellen Pflegekräfte ab. So besteht derzeit insbesondere in der Altenpflege ein eklatanter Mangel an Pflegekräften. Gleichzeitig ist die Zahl der Bewerber[1] für die Altenpflegeausbildung relativ gering, so dass mittlerweile vom Pflegenotstand gesprochen wird.

Durch die Zuwanderung von Flüchtlingen sah die Bundesregierung hier eine Möglichkeit, dem Fachkräftemangel in vielen Berufen und damit auch in der Pflegebranche entgegenzuwirken. Somit wurde die Möglichkeit geschaffen, Asylbewerbern einen Ausbildungsplatz in der Altenpflege anzubieten. Doch die Anforderungen in der Altenpflege sind hoch. Unregelmäßige Arbeitszeiten, ein hohes Arbeitspensum und Tätigkeiten, die eventuell Ekel und Scham hervorrufen können, machen den Beruf wenig attraktiv. Hinzu kommt, dass die Altenpflege nach wie vor als Frauenberuf gilt.

Daher soll der Frage nachgegangen werden, wie sich die Situation der Flüchtlinge, die sich in der Altenpflegeausbildung befinden, darstellt und wie die Flüchtlinge ihre Ausbildung erleben. Um diese Frage beantworten zu können, soll eine qualitative Studie mit Hilfe leitfadengestützter Interviews durchgeführt werden. Dabei beschränkt sich die Arbeit auf Flüchtlinge aus den drei Hauptherkunftsländern Syrien, Afghanistan und dem Irak. Zunächst werden im theoretischen Teil zentrale, thematisch relevante Begriffe definiert und Informationen zu den Herkunftsländern und den aktuellen Flüchtlingszahlen gegeben. Im Anschluss folgt eine Darstellung der Pflege in islamisch geprägten Kulturen. Im Kapitel Flucht werden unter anderem die Fluchtrouten, das Asylverfahren, Integrationsmaßnahmen sowie der Zugang zum Arbeitsmarkt beschrieben. Anschließend wird das Thema „Altenpflege in Deutschland" umfassend dargestellt. Es folgt ein kurzer Exkurs zum Thema transkulturelle Kompetenz in der Pflege. Diese Informationen aus den Kapiteln 2 und 3 sind u. a. von Bedeutung, da aus ihnen mögliche Fragen für den Interviewleitfaden abgeleitet werden können. Zudem ermöglichen sie ein besseres Verständnis bezüglich der Aussagen der Flüchtlinge. Ferner wird die Forschung hinsichtlich der Vorgehensweise und Durchführung sowie möglicher Handlungsoptionen vorgestellt. Die Ergebnisse werden im Anschluss

---

[1]   In dieser Arbeit wird überwiegend die männliche Form gewählt, was die weibliche
        Form selbstverständlich beinhaltet.

© Springer Fachmedien Wiesbaden GmbH, ein Teil von Springer Nature 2019
E. Strelow, *Flüchtlinge in der Altenpflegeausbildung*, Best of Pflege,
https://doi.org/10.1007/978-3-658-27347-7_1

diskutiert und die Forschungsmethode reflektiert. In einem abschließenden Fazit werden die Erkenntnisse schließlich zusammengefasst.

Im Folgenden wird nunmehr der thematische Hintergrund dargestellt.

2 Thematischer Hintergrund

Millionen von Menschen sind durch Kriege und wirtschaftliche Krisen gezwungen, ihre Heimat zu verlassen - in der Hoffnung auf Sicherheit und eine bessere Lebensqualität. Insbesondere der Krieg in Syrien, dem Irak und Afghanistan, verbunden mit dem Terror durch den islamischen Staat (IS) und dem Taliban Regime, verursachte in den Jahren 2015 / 2016 einen rapiden Anstieg der Zuwanderung nach Europa. Allein in Deutschland stieg die Zahl der Asylanträge im Vergleich zu 2014 um mehr als 300 Prozent. Waren es im Jahr 2014 202.000 Asylanträge, so wurden im Jahr 2015 476.649 Asylanträge und im Jahr 2016 745.545 gezählt. (bpb, 2018) Diese als „Flüchtlingskrise" betitelte Situation stellte die Bundesregierung vor administrative, rechtliche und humanitäre Herausforderungen. Neben der Bearbeitung der Asylanträge und der Klärung des Flüchtlingsstatus galt es, die hier lebenden Flüchtlinge geeignet unterzubringen und in die Gesellschaft einzubeziehen. Eine Integrationsmaßnahme war der Zugang zur Arbeitswelt, um den Flüchtlingen eine berufliche Perspektive zu geben. Gleichzeitig wurde diese Maßnahme als Chance gesehen, neue Arbeitskräfte zu generieren und dem bestehenden Fachkräftemangel entgegenzuwirken.

Insbesondere in der Pflegebranche und speziell in der Altenpflege herrscht derzeit ein eklatanter Fachkräftemangel, der auch als „Pflegenotstand" bezeichnet wird. Gründe hierfür sind unter anderem im demografischen Wandel zu finden. Um dies zu verdeutlichen, sollen an dieser Stelle der aktuelle Stand und die die Entwicklung der Pflegebranche aufgezeigt werden.

Betrachtet man den demografischen Wandel in der Bundesrepublik Deutschland, so wird deutlich, dass die Bevölkerung zunehmend älter wird. Gleichzeitig liegt die Geburtenrate mit 1,5 Kindern je Frau unter dem europäischen Durchschnitt. Derzeitige Prognosen gehen davon aus, dass 2060 jeder Dritte mindestens 65 Jahre alt sein wird. (bpb, 2018) Zudem steigen mit zunehmendem Alter das Risiko schwerer Erkrankungen oder einer Pflegebedürftigkeit - und damit auch die Zahl der Pflegebedürftigen. Aktuell sind etwa 3,3 Millionen Menschen pflegebedürftig. Entsprechend wächst auch die Nachfrage nach professioneller Pflege und Unterstützung im Alltag. Der demografische Wandel betrifft die Pflege somit in doppelter Weise. Mit der Alterung der Bevölkerung steigt die Nachfrage nach professioneller Pflege. Zugleich sinkt das Arbeitskräftepotenzial, aus dem der Bedarf an Pflegefachkräften gedeckt werden kann. Laut des Statistischen Bundesamtes waren allein im Jahr 2015 ca. 25000 bis 30000 Vollzeitstellen nicht besetzt. (BMG, 2018) Bedenkt man die Altersstruktur der Beschäftigten im Jahr 2015, so kann festgestellt werden, dass gut ein Drittel der Beschäftigten über

© Springer Fachmedien Wiesbaden GmbH, ein Teil von Springer Nature 2019
E. Strelow, *Flüchtlinge in der Altenpflegeausbildung*, Best of Pflege,
https://doi.org/10.1007/978-3-658-27347-7_2

50 Jahre alt sind und somit in spätestens 15 bis 17 Jahren aus dem Berufsleben ausscheiden werden. (Statistisches Bundesamt, 2017, S. 24) Im Themenreport 2030 der Bertelsmann Stiftung werden letztlich für das Jahr 2030 fast 500000 nicht besetzte Vollzeitstellen prognostiziert. (Bertelsmann Stiftung, 2012, S. 11)

Daher besteht durch die Zuwanderung, gerade durch junge Menschen, die Chance, der demografischen Entwicklung und damit gleichzeitig dem Fachkräftemangel in der Altenpflege entgegenzuwirken. Doch gilt es, neben der Generierung neuer potentieller Fachkräfte und den rechtlichen Aspekten bezüglich der Arbeit in der Altenpflege bzw. der Altenpflegeausbildung weitere Faktoren zu bedenken. Hierzu gehören das Bildungsniveau, die Erfahrungen in Bezug auf Pflegetätigkeiten und die persönliche gesundheitliche Situation. Viele Flüchtlinge sind durch die Erlebnisse im eigenen Land oder durch die Flucht traumatisiert. Somit sind die psychischen und physischen Belastungen, die aufgrund von kulturellen Unterschieden, Sprachbarrieren, Ausbildungs- und Arbeitsanforderungen sowie Arbeitsbedingungen zu erwarten sind, in den Fokus zu rücken.

Daher sollen in dieser Arbeit die Situation und das Erleben von Flüchtlingen in der Altenpflegeausbildung näher untersucht werden. Hierzu wird eine empirische Studie in Form einer qualitativen Forschung durchgeführt und ausgewertet.

Doch zunächst sollen zentrale Begriffe, das Thema Flüchtlinge betreffend, analysiert werden.

2.1   Diskursanalyse zu zentralen Begriffen

Die Begriffe Flüchtlinge, Asyl, Asylberechtigte und Asylbewerber werden häufig in einem Kontext verwendet und die Personen im Allgemeinen als Asylanten bezeichnet. Allerdings ist es erforderlich, eine Differenzierung vorzunehmen, da die Begriffe definiert sind und mit dem jeweiligen Titel der rechtliche Status konkretisiert wird. (siehe Punkt 2.4.). Hinzu kommen die Begriffe Flüchtlingsschutz, subsidiärer Schutz, Abschiebeverbot und Schutzquote. Die folgenden Definitionen stammen von der UN-Flüchtlingskommission sowie vom Bundesamt für Migration und Flüchtlinge.

Flüchtling:

> „Artikel 1 der Genfer Flüchtlingskonvention definiert einen Flüchtling als Person, die sich außerhalb des Landes befindet, dessen Staatsangehörigkeit sie besitzt oder in dem sie ihren ständigen Wohnsitz hat, und die wegen ihrer Rasse, Religion, Nationalität, Zugehörigkeit zu einer bestimmten sozialen Gruppe oder we-

gen ihrer politischen Überzeugung eine wohlbegründete Furcht vor Verfolgung hat und den Schutz dieses Landes nicht in Anspruch nehmen kann oder wegen dieser Furcht vor Verfolgung nicht dorthin zurückkehren kann." (UNHCR, 2018)

Asyl:

griech.: „Ort, von dem man nicht gewaltsam weggeholt wird Geschützter Aufenthaltsort (im Altertum oft Tempel der Götter). Dieses unbefristete Aufenthaltsrecht in Deutschland wird nur denjenigen gewährt, bei denen eine Prüfung ergibt, dass sie wegen politischer Verfolgung (und nicht z.B. aus wirtschaftlichen Gründen) ihre Heimat verlassen haben. Auf ein Asylrecht in Deutschland kann sich auch nicht berufen, wer aus einem Nachbarland kommt, in dem er/sie bereits vor politischer Verfolgung sicher war." (bpb, 2011)

Asylrecht/Asylberechtigung: Das Asylrecht ist im §16 des Grundgesetzes festgeschrieben.

„Asyl kann gewährt werden, wenn es sich einerseits um eine gezielte Rechtsgutverletzung handelt, andererseits muss sie in ihrer Intensität darauf gerichtet sein, die Betroffenen aus der Gemeinschaft auszugrenzen. Schließlich muss es sich um eine Maßnahme handeln, die so schwerwiegend ist, dass sie die Menschenwürde verletzt und über das hinausgeht, was die Bewohnerinnen und Bewohner des jeweiligen Staates ansonsten allgemein hinzunehmen haben. Somit stellt nicht jede negative staatliche Maßnahme eine asylrelevante Verfolgung dar. Berücksichtigt wird grundsätzlich nur staatliche Verfolgung, also Verfolgung, die vom Staat ausgeht. Ausnahmen gelten, wenn die nichtstaatliche Verfolgung dem Staat zuzurechnen ist oder die nichtstaatliche Verfolgung selbst an die Stelle des Staates getreten ist (quasistaatliche Verfolgung). Notsituationen wie Armut, Bürgerkriege, Naturkatastrophen oder Perspektivlosigkeit sind damit als Gründe für eine Asylgewährung gemäß Artikel 16a GG grundsätzlich ausgeschlossen." (BAMF, 2016)

Asylbewerber/Asylantragsteller: Sobald ein Flüchtling beim Bundesamt für Migration und Flüchtlinge Asyl beantragt, wird er zum Asylbewerber. (BAMF, 2016)

Flüchtlingsschutz:

„Ein Asylantragsteller erhält Flüchtlingsschutz nach der Genfer Flüchtlingskonvention, wenn sein Leben oder seine Freiheit in seinem Herkunftsland wegen seiner Rasse, Religion, Staatsangehörigkeit, seiner Zugehörigkeit zu einer bestimmten sozialen Gruppe oder wegen seiner politischen Überzeugung bedroht ist." (BAMF, 2016)

Subsidiärer Schutz:

„Der subsidiäre Schutz greift ein, wenn weder der Flüchtlingsschutz noch die Asylberechtigung gewährt werden können und im Herkunftsland ernsthafter Schaden droht. Subsidiär schutzberechtigt sind Menschen, die stichhaltige Gründe dafür vorbringen, dass ihnen in ihrem Herkunftsland ein ernsthafter Schaden droht und sie den Schutz ihres Herkunftslands nicht in Anspruch nehmen können oder wegen der Bedrohung nicht in Anspruch nehmen wollen. Ein ernsthafter Schaden kann sowohl von staatlichen als auch von nichtstaatlichen Akteuren ausgehen.

Als ernsthafter Schaden gilt:
- die Verhängung oder Vollstreckung der Todesstrafe,
- Folter oder unmenschliche oder erniedrigende Behandlung oder Bestrafung oder
- eine ernsthafte individuelle Bedrohung des Lebens oder der Unversehrtheit einer Zivilperson infolge willkürlicher Gewalt im Rahmen eines internationalen oder innerstaatlichen bewaffneten Konflikts." (BAMF, 2016)

Abschiebeverbot:

„Wenn die drei Schutzformen Asylberechtigung, Flüchtlingsschutz oder subsidiärer Schutz nicht greifen, kann bei Vorliegen bestimmter Gründe ein Abschiebungsverbot erteilt werden.

Ein schutzsuchender Mensch darf nicht rückgeführt werden, wenn:
- die Rückführung in den Zielstaat eine Verletzung der Europäischen Konvention zum Schutz der Menschenrechte und Grundfreiheiten darstellt oder
- dort eine erhebliche konkrete Gefahr für Leib, Leben oder Freiheit besteht.

Erhebliche konkrete Gefahr aus gesundheitlichen Gründen liegt dann vor, wenn lebensbedrohliche oder schwerwiegende Erkrankungen sich durch eine Rückführung wesentlich verschlimmern würden. Dabei wird nicht vorausgesetzt, dass die medizinische Versorgung im Zielstaat mit der in der Bundesrepublik Deutschland gleichwertig ist. Eine ausreichende medizinische Versorgung liegt in der Regel auch dann vor, wenn diese nur in einem Teil des Zielstaats gewährleistet ist. Ein Abschiebungsverbot kommt jedoch nicht in Betracht, wenn den Betroffenen die Ausreise in einen anderen Staat möglich und zumutbar ist oder sie ihren Mitwirkungspflichten nicht nachgekommen sind." (BAMF,2016)

Schutzquote:

„Die sogenannte Gesamtschutzquote berechnet sich aus den verschiedenen Schutzformen.

Sie besteht aus der Anzahl der Asylanerkennungen, der Gewährungen von Flüchtlingsschutz und der Feststellungen eines Abschiebeverbotes bezogen auf die Gesamtzahl der Entscheidungen im betreffenden Zeitraum. Menschen, die aus Herkunftsländern mit einer Schutzquote von über 50 Prozent kommen, haben eine gute Bleibeperspektive." 2017 traf dies auf die Herkunftsländer Eritrea, Irak, Iran, Syrien und Somalia zu. Welche Herkunftsländer das Kriterium Schutzquote (>/= 50 %) erfüllen, wird halbjährlich festgelegt.

Das Kriterium einer guten Bleibeperspektive gilt nur bei Personen mit einer Aufenthaltsgestattung gem. § 55 Abs. 1 AsylG." (BAMF, 2018)

Nachdem die oben genannten Begriffe definiert wurden, folgen nunmehr die aktuellen Flüchtlingszahlen.

2.2 Aktuelle Flüchtlingszahlen

Laut Heidelberger Institut für Internationale Konfliktforschung wurden im vergangenen Jahr weltweit 20 Kriege und 385 Konflikte gezählt. Im Mittleren Osten und Maghreb gab es 2017 insgesamt 63 Konflikte, darunter wurden sechs Kriege und fünf begrenzte Kriege gezählt. Insbesondere Syrien, Afghanistan und der Irak, Länder in einer Situation politischer Instabilität, wurden durch Terroranschläge zunehmend geschwächt.

„Der Krieg mit dem so genannten Islamischen Staat (IS) in Syrien und im Irak [sowie mit den Taliban in Afghanistan] hatte hierbei den größten Einfluss auf die Konfliktlandschaft im Nahen Osten. (HIIK, 2018, S. 170)

Neben tausenden von Opfern, verursachten die Kriege eine Flüchtlingswelle, die bis heute anhält.

„Der Syrien-Krieg hat bislang fast eine halbe Million Menschenleben gefordert und 12 - 14 Millionen Menschen zu Flüchtlingen gemacht, was ca. der Hälfte der syrischen Bevölkerung entspricht. (BAG, 2018)

Nach dem Anschlag vom 11. September 2001 begann der Krieg in Afghanistan; es starben insgesamt 70.000 Menschen, und über zwei Millionen Flüchtlinge sind vor den Gefahren geflohen. Im Irak startete Anfang Juni 2014 die im syrischen Bürgerkrieg erstarkte Terrororganisation Islamischer Staat eine Offensive auf größere Städte. Auch nach dem vorläufigen Abklingen der Kampfhandlungen im Krieg gegen den IS, bleibt der Irak politisch, konfessionell und territorial tief gespalten. Neben tausenden von Opfern waren allein im Jahr 2016 mehr als 180.000 Menschen auf der Flucht. (BAG, 2018)

Viele der aus Syrien und dem Irak Geflüchteten wurden von den Nachbarstaaten wie Jordanien und der Türkei aufgenommen und dort in Flüchtlingslagern untergebracht. Für eine große Anzahl von Flüchtlingen war insbesondere Europa das Ziel, um in Frieden und Sicherheit leben zu können. So wurden im Jahr 2015 1,1 Millionen geflüchtete Menschen in Deutschland erfasst. (Brücker et al., 2016, S. 6) Obgleich der Zustrom nach Deutschland abgenommen hat, werden bis heute monatlich ca. 15.000 Asylanträge registriert. Hierbei wird im Asylverfahren zwischen Erst- und Folgeanträgen unterschieden:

> „Beantragt ein Asylsuchender das erste Mal Asyl, liegt ein Erstantrag vor. Wird ein Asylantrag zurückgenommen oder vom Bundesamt für Flüchtlinge und Migration abgelehnt, hat der Asylsuchende die Möglichkeit, einen Folgeantrag zu stellen." (BAMF, 2018)

Der Abbildung 1 kann die Anzahl der Asylanträge im Zeitraum von 2015 bis 2018 entnommen werden.

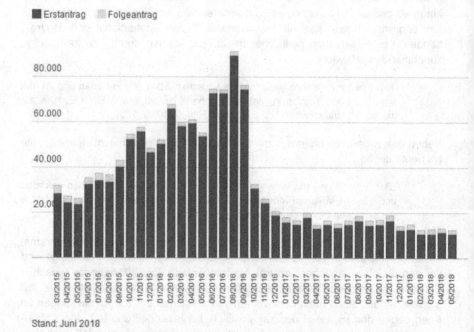

Erst- und Folgeanträge auf Asyl in Deutschland, monatlich für die Jahre 2015, 2016, 2017 und 2018 in absoluten Zahlen.

Stand: Juni 2018

Abbildung 1:   Asylanträge in Deutschland 2015 bis 2018. (BAMF, 2018, Zahlen zu Asyl)

Es wird deutlich, dass die gestellten Asylanträge ihren Höhepunkt im September 2016 erreichten. Allerdings spiegelt die Grafik nicht die tatsächlichen Zahlen wider:

> „Wichtig dabei ist, dass zwischen der Ankunft der Asylsuchenden in Deutschland und dem Stellen des Asylantrags Wochen oder Monate vergehen können. So entspricht die Zahl der gestellten Asylanträge nicht zwingend den tatsächlich in Deutschland ankommenden Asylsuchenden." (BAMF, 2018)

Pro Asyl fügt hinzu:

> „Es sind auch verzögerte Antragstellungen enthalten, die sich aus dem Rückstau der Vorjahre ergeben, so dass die Zahl der tatsächlich in 2017 neu eingereisten Asylsuchenden bei knapp 187.000 Personen lag (2016: ca. 280.000, 2015: ca. 890.000)." (Pro Asyl, 2018)

In der Abbildung 2 werden die Asylerstanträge aus dem Jahr 2017 nach den zehn zugangsstärksten Staatsangehörigkeiten aufgezeigt.

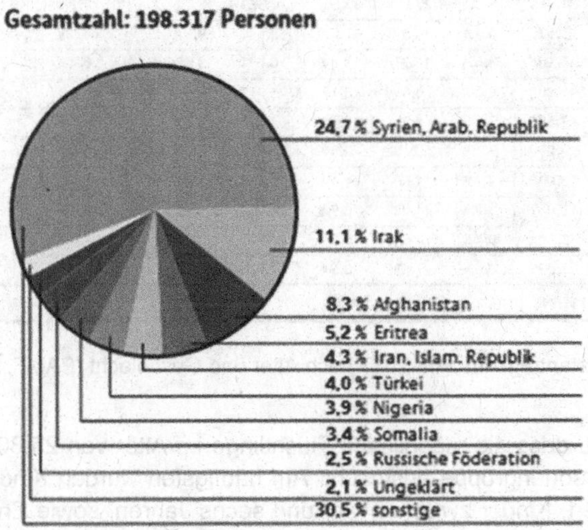

Gesamtzahl: 198.317 Personen

24,7 % Syrien, Arab. Republik
11,1 % Irak
8,3 % Afghanistan
5,2 % Eritrea
4,3 % Iran, Islam. Republik
4,0 % Türkei
3,9 % Nigeria
3,4 % Somalia
2,5 % Russische Föderation
2,1 % Ungeklärt
30,5 % sonstige

Abbildung 2: Die zehn zugangsstärksten Staatsangehörigkeiten. Asylerstanträge 2017 (BAMF, 2017, S. 18)

Hierbei machten syrische Flüchtlinge insgesamt ein Viertel aller Asylsuchenden in Deutschland aus. Es folgten Flüchtlinge aus dem Irak mit 11,1 Prozent und Afghanistan mit 8,3 Prozent. (BAMF, 2018, Flyer) An dieser Stelle muss betont werden, dass sich dieses Verhältnis aktuell geändert hat. Im Mai 2018 waren

Asylbewerber aus Nigeria mit 8,7 Prozent die zweitgrößte Personengruppe der zugangsstärksten Staatsangehörigkeiten, der Irak stand mit 8,3 Prozent an dritter und Afghanistan mit 6,9 Prozent an vierter Stelle. (BAMF, 2018, S. 9)

Da sich diese Arbeit mit Flüchtlingen aus Syrien, dem Irak und Afghanistan beschäftigt, werden die Statistiken aus dem Jahr 2017 verwendet, um eine Verfälschung der Ergebnisse auszuschließen.

Abbildung 3 zeigt die Asylerstanträge nach Alter und Geschlecht differenziert.

Altersgruppen	Asylerstanträge						prozentualer Anteil männlicher Antragsteller innerhalb der Altersgruppen	prozentualer Anteil weiblicher Antragsteller innerhalb der Altersgruppen
	Insgesamt		Aufteilung der männlichen Antragsteller nach Altersgruppen		Aufteilung der weiblichen Antragsteller nach Altersgruppen			
bis unter 4 Jahre	46.096	23,2 %	23.823	19,9 %	22.273	28,4 %	51,7 %	48,3 %
von 4 bis unter 6 Jahre	6.267	3,2 %	3.285	2,7 %	2.982	3,8 %	52,4 %	47,6 %
von 6 bis unter 11 Jahre	13.834	7,0 %	7.266	6,1 %	6.568	8,4 %	52,5 %	47,5 %
von 11 bis unter 16 Jahre	11.890	6,0 %	6.768	5,6 %	5.122	6,5 %	56,9 %	43,1 %
von 16 bis unter 18 Jahre	11.120	5,6 %	8.630	7,2 %	2.490	3,2 %	77,6 %	22,4 %
von 18 bis unter 25 Jahre	37.385	18,9 %	27.004	22,5 %	10.381	13,2 %	72,2 %	27,8 %
von 25 bis unter 30 Jahre	22.525	11,4 %	14.979	12,5 %	7.546	9,6 %	66,5 %	33,5 %
von 30 bis unter 35 Jahre	17.105	8,6 %	10.334	8,6 %	6.771	8,6 %	60,4 %	39,6 %
von 35 bis unter 40 Jahre	11.862	6,0 %	6.850	5,7 %	5.012	6,4 %	57,7 %	42,3 %
von 40 bis unter 45 Jahre	7.580	3,8 %	4.268	3,6 %	3.312	4,2 %	56,3 %	43,7 %
von 45 bis unter 50 Jahre	4.964	2,5 %	2.782	2,3 %	2.182	2,8 %	56,0 %	44,0 %
von 50 bis unter 55 Jahre	3.066	1,5 %	1.680	1,4 %	1.386	1,8 %	54,8 %	45,2 %
von 55 bis unter 60 Jahre	2.057	1,0 %	1.037	0,9 %	1.020	1,3 %	50,4 %	49,6 %
von 60 bis unter 65 Jahre	1.291	0,7 %	646	0,5 %	645	0,8 %	50,0 %	50,0 %
65 Jahre und älter	1.275	0,6 %	552	0,5 %	723	0,9 %	43,3 %	56,7 %
Insgesamt	198.317	100,0 %	119.904	100,0 %	78.413	100,0 %	60,5 %	39,5 %

Abbildung 3:   Asylerstanträge im Jahr 2017 nach Alter und Geschlecht (BAMF, 2017, S. 20)

Die Abbildung zeigt, dass die männlichen Flüchtlinge im Alter von 25-30 Jahren die zweitgrößte Personengruppe ausmacht. Am häufigsten wurden Kinder unter vier Jahren registriert. Kinder zwischen vier und sechs Jahren, sowie Erwachsenen ab dem 40. Lebensjahr sind im Vergleich in deutlich geringerer Anzahl vertreten.

Nicht alle Asylanträge wurden genehmigt. So zeigt die Abbildung 4 die Quoten der einzelnen Entscheidungsarten im Jahr 2017.

Gesamtzahl der Entscheidungen: 603.428

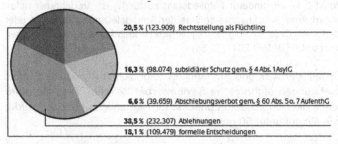

20,5 % (123.909) Rechtsstellung als Flüchtling

16,3 % (98.074) subsidiärer Schutz gem. § 4 Abs. 1 AsylG

6,6 % (39.659) Abschiebungsverbot gem. § 60 Abs. 5 o. 7 AufenthG

38,5 % (232.307) Ablehnungen
18,1 % (109.479) formelle Entscheidungen

Abbildung 4:   Quoten der einzelnen Entscheidungsarten im Jahr 2017. (BAMF, 2017, S. 36)

Hierbei wird zwischen formellen Entscheidungen und Sachentscheidungen unterschieden. (siehe Abb. 5)

| Staatsangehörigkeit | Entscheidungen über Asylanträge | | | | | | | | | | | |
| | Sachentscheidungen | | | | | | | | | | | formelle Entscheidungen |
	insgesamt	davon Rechtsstellung als Flüchtling (§ 3 Abs. 1 AsylG, Art. 16 a GG)		darunter Anerkennungen als Asylberechtigte (Art. 16 a GG u. Familienasyl)		davon Gewährung von subsidiärem Schutz gem. § 4 Abs. 1 AsylG		davon Feststellung eines Abschiebungsverbotes gem. § 60 Abs. 5 o. 7 AufenthG		davon Ablehnungen (unbegründet / offensichtlich unbegründet)		
Syrien, Arab. Rep.	99.527	34.880	35,0%	739	0,7%	55.697	56,0%	534	0,5%	133	0,1%	8.283 8,3%
Irak	71.703	24.320	33,9%	334	0,5%	14.300	19,9%	1.637	2,3%	22.170	30,9%	9.276 12,9%
Afghanistan	115.537	17.932	15,5%	100	0,1%	6.892	6,0%	26.345	22,8%	56.722	49,1%	7.646 6,6%
Eritrea	21.909	10.095	46,1%	665	3,0%	7.340	33,5%	728	3,3%	455	2,1%	3.291 15,0%
Iran, Islam. Rep.	30.626	14.142	46,2%	545	1,8%	652	2,1%	349	1,1%	11.386	37,2%	4.097 13,4%
Türkei	12.617	3.291	26,1%	969	7,7%	141	1,1%	111	0,9%	6.990	55,4%	2.084 16,5%
Nigeria	23.252	1.576	6,8%	36	0,2%	275	1,2%	2.169	9,3%	12.611	54,2%	6.621 28,5%
Somalia	18.746	4.906	26,2%	19	0,1%	4.329	23,1%	2.167	11,6%	2.349	12,5%	4.995 26,6%
Russische Föderation	17.436	779	4,5%	184	1,1%	438	2,5%	371	2,1%	9.819	56,3%	6.029 34,6%
Ungeklärt	11.329	2.633	23,2%	64	0,6%	2.710	23,9%	388	3,4%	3.331	29,4%	2.267 20,0%
Summe Top-Ten	422.682	114.554	27,1%	3.655	0,9%	92.774	21,9%	34.799	8,2%	125.966	29,8%	54.589 12,9%
sonstige	180.746	9.355	5,2%	704	0,4%	5.300	2,9%	4.860	2,7%	106.341	58,8%	54.890 30,4%
Insgesamt	603.428	123.909	20,5%	4.359	0,7%	98.074	16,3%	39.659	6,6%	232.307	38,5%	109.479 18,1%

Abbildung 5:   Entscheidungsquoten nach Staatsangehörigkeit im Jahr 2017 (BAMF, 2017, S. 38)

"Formelle Entscheidungen liegen dann vor, wenn nach dem Dublin-Verfahren [(siehe Punkt 2.4)] ein anderer Mitgliedstaat zuständig ist; Verfahrenseinstellungen wegen Antragsrücknahme seitens der Antragstellenden vorliegen oder entschieden wird, dass im Folgeantragsverfahren kein weiteres Asylverfahren durchgeführt wird." (BAMF, 2017, S. 34)

Betrachtet man Syrien, den Irak und Afghanistan zeigt sich in Abbildung 5, dass die häufigsten Ablehnungen afghanische Asylbewerber betrafen. Dies lag unter anderem daran, dass die Schutzquote zunächst für Afghanistan gesenkt wurde. Im Jahr 2017 wurde sie auf unter 50 gesenkt.

„Aktuell für den Monat Mai 2018 lag die Gesamtschutzquote für alle Staatsangehörigkeiten (Rechtsstellung eines Flüchtlings nach der Genfer Flüchtlingskonvention, subsidiärer Schutz gem. § 4 Abs. 1 AsylG und Abschiebungsverbot gem. § 60 Abs. 5 o. 7 AufenthG) bei 31,5 % (5.415 positive Entscheidungen von insgesamt 17.169)." (BAMF, 2018, S. 10)

Aktuelle Zahlen, die belegen, wie viele Flüchtlinge derzeit in Deutschland leben, gibt es zu diesem Zeitpunkt noch nicht.

Im Folgenden werden nun die Länder Syrien, der Irak und Afghanistan beschrieben.

2.3   Beschreibung der Herkunftsländer

Syrien, der Irak und Afghanistan zählen zu den Ländern des Nahen Osten. In allen drei Ländern herrscht Krieg, in welchem der islamische Staat bzw. die Taliban den größten Einfluss nahmen. Durch die Kriege entstand eine Flüchtlingswelle, die bis heute anhält. Im Jahr 2017 waren dies die häufigsten Herkunftsländer, aus denen in Deutschland die meisten Flüchtlinge einen Asylantrag stellten. In den folgenden Kapiteln werden diese Länder nun bezüglich ihrer geografischen Lage, der Bevölkerung, der Religion, der Sprache, des Bildungssystems und der beruflichen Ausbildung sowie der gesundheitlichen Versorgung beschrieben.

Nach einer kurzen Zusammenfassung folgt abschließend ein Kapitel zum Thema der Altenpflege im Islam.

2.3.1   Syrien

Die Arabische Republik Syrien besitzt eine Größe von 185.180 qkm und grenzt im Norden an die Türkei, im Osten an den Irak, im Süden an Jordanien und im Westen an Israel, den Libanon und das Mittelmeer. Die Hauptstadt ist Damaskus. Im Jahr 2011 gab es ca. 22 Millionen Einwohner. Dies waren überwiegend Araber, Syrer, Palästinenser und Iraker. Ferner gab es ethnische Minderheiten wie Kurden, Armenier, Turkmenen und Tscherkessen. (Auswärtiges Amt, 2018)

Nach Angabe des United Nations Development Programme, welches den Human Development Report veröffentlicht, sollen 2016 noch ca.18,5 Millionen Menschen in Syrien gelebt haben. (UNDP, 2018) Der Großteil der Bevölkerung sind mehrheitlich sunnitische Muslime. Zu den Minderheiten zählen alawitische Muslime, Christen, Drusen, schiitische Muslime, Ismaeliten und Juden. Die Landessprache ist Arabisch. Gebräuchliche Fremdsprachen sind Englisch und Französisch. (Auswärtiges Amt, 2018)

Aktuelle Informationen zum Bildungssystem sowie der beruflichen Ausbildung liegen aufgrund der derzeitigen Situation kaum vor. Meist kann nur der Stand von 2011 wiedergegeben werden.

„Das syrische Bildungssystem galt noch bis Ausbruch des Bürgerkrieges im Jahr 2011 als eines der besten Systeme im Mittleren Osten. [...] Es zeichnete sich unter anderem durch eine sehr hohe Einschulungsquote von nahezu 100 Prozent und eine Sekundarschulbeteiligung (ab Klasse 10) von 70 Prozent eines Altersjahrgangs aus. [...] Männer und Frauen waren im Bildungssystem über alle Stufen hinweg in etwa gleichermaßen beteiligt. [...] Auf dem Arbeitsmarkt machten Frauen im Jahr 2011 allerdings nur einen geringen Anteil von 15 Prozent der arbeitenden Bevölkerung aus [...]." (Al Hessan, 2016, UIS 2017 & World Bank, 2017, zit. nach Stöwe, 2017, S. 15)

Mit sechs Jahren werden die Kinder eingeschult. Die Pflichtschulzeit beträgt neun Jahre, davon sind sechs Jahre Grundschulzeit und drei Jahre werden an einer weiterbildenden Schule absolviert. Danach folgen drei Jahre an einer allgemeinen oder berufsbildenden Sekundarschule. Die berufsbildenden Schulen werden auch technische Institute genannt. (Stöwe, 2017, S. 15) Die Schulen haben grundsätzlich unterschiedliche Fachausrichtungen. Nach Abschluss der allgemeinen Sekundarschule oder der berufsbildenden Schule mit industriellem, kaufmännischem oder hauswirtschaftlichem Zweig, kann ein Studium absolviert werden. Abbildung 6 (auf der folgenden Seite) soll dies verdeutlichen.

Das Bildungssystem ist stark zentralisiert. Dementsprechend werden die Lehrpläne von den zuständigen elf Ministerien erlassen und landesweit eingesetzt. (Stöwe, 2017, S. 16)

Nach Befragungen der Flüchtlinge in Deutschland durch das Bundesamt für Migration und Flüchtlinge lagen die Berufe meist im handwerklichen und technischen Bereich. Hinzu kommen Aus- bzw. Weiterbildungen im Bereich Dienstleistungen, im Baugewerbe, im Groß- und Einzelhandel, in der Landwirtschaft, in Lehrberufen und im künstlerischen Bereich. Die Ermittlungsmethoden und Ergebnisse des BAMF sind in der Zusammenfassung beschrieben.

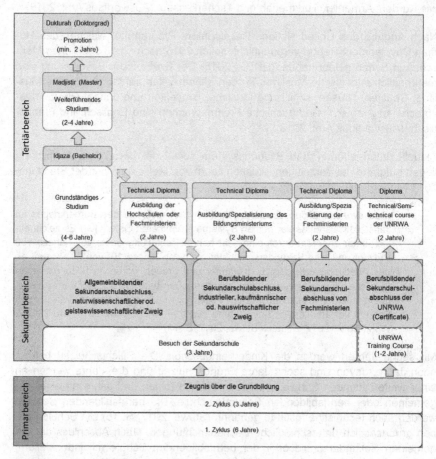

Abbildung 6: Grundstruktur des Bildungssystems in Syrien (KMK, 2017, S. 16)

Das Gesundheitssystem ist durch den Krieg nahezu zusammengebrochen. Allerdings hatte es vor 2011 einen hohen Stellenwert. Besonders in den Städten war die medizinische Versorgung sehr gut, wohingegen die Anzahl der Ärzte in den ländlichen Gebieten deutlich geringer ausfiel.

> „Zum Beispiel kam laut Weltgesundheitsorganisation im Jahr 2009 in Damaskus ein Arzt auf 339 Patienten, während im ländlichen Regierungsbezirk Al-Hassakah das Verhältnis ein Arzt auf 1.906 Patienten betrug." (Davis & Alchukr, 2014, S. 3)

Ferner beschreiben Davis und Alchukr vom Cultural Orientation Resource Center Verhaltensweisen der Syrer bezüglich der medizinischen Versorgung und Pflege:

> „Die Syrer bringen Ärzten ein großes Vertrauen entgegen. Sie suchen oft sofort medizinische Hilfe bei körperlichen Beschwerden und sind meist bestrebt, sobald wie möglich eine medizinische Behandlung zu beginnen. Die Syrer beantworten die Fragen des medizinischen Personals, hören sich seine Erklärungen und Ratschläge genau an und befolgen seine Anleitungen gründlich. [...] Im Allgemeinen ziehen es die Syrer vor, von medizinischem Personal desselben Geschlechts untersucht zu werden. [...] Während des Ramadans verweigern die Patienten tagsüber möglicherweise das Essen oder die Einnahme von Medikamenten. Syrische Männer und Frauen betrachten es als ihre Pflicht, sich um ältere oder kranke Verwandte und Mitglieder ihrer Gemeinde zu kümmern." (Davis & Alchukr, 2014, S. 8)

Über die Ausbildung im Pflegeberuf sind keine Daten vorhanden. Die E-Mail Anfragen an die syrische Botschaft in Berlin sowie an das Auswärtige Amt blieben unbeantwortet. Es soll derzeit eine Krankenpflege- und Hebammenschule in der südsyrischen Stadt Daraa durch die Globus Stiftung betrieben werden. Allerdings wurde eine diesbezügliche Anfrage per E-Mail nicht beantwortet.

Im Allgemeinen aber soll die Ausbildung, laut Davis und Alchukr, weniger fundiert als in westlichen Ländern sein:

> „Die Ausbildung zur Krankenschwester/zum Krankenpfleger ist in Syrien weniger gründlich als in den westlichen Ländern. Infolgedessen haben viele Syrer weniger Vertrauen in Krankenschwestern und -pfleger als die Menschen im Westen." (Davis & Alchukr, 2014, S. 9)

Über die Ausbildungsorte und die Ausbildungsinhalte liegen keine Informationen vor.

2.3.2 Irak

Die Republik Irak besitzt eine Größe von 435.520 qkm und grenzt im Norden an die Türkei, im Osten an den Iran, im Westen an Syrien und Jordanien und im Süden an Kuwait und Saudi-Arabien. Die Hauptstadt ist Bagdad. Nach Angaben des Auswärtigen Amts leben derzeit ca. 36 Millionen Menschen hauptsächlich in den Städten, während die ländlichen Regionen eher weniger besiedelt sind. Allerdings sind die Zahlen nicht verlässlich. In einer Anmerkung heißt es:

„Die letzte Volkszählung wurde 1997 durchgeführt, daher existieren keine ver-
lässlichen aktuellen Zahlen" (Auswärtiges Amt, 2018)

Zu den Bevölkerungsgruppen gehören hauptsächlich Araber. Im Norden des
Landes leben Kurden. Zu den ethischen Minderheiten gehören Turkmenen,
Mandäer, Jesiden und wenige Juden. (Auswärtiges Amt, 2018)

Der Großteil der Bevölkerung sind mehrheitlich sunnitische Muslime und schiitische Muslime. Zu religiösen Minderheiten wird eine Aussage getroffen, die aber
ebenfalls zum jetzigen Zeitpunkt nicht verifizierbar ist:

„Weiterhin gibt es im Irak Angehörige verschiedener orientalisch-christlicher
Kirchen (unter anderem Chaldäer, Nestorianer, Gregorianer, römische und syrische Katholiken, armenische Christen, Altsyrisch-Orthodoxe) und zahlreiche
kleinere Religionsgruppen wie Jesiden, Mandäer, Shabak. Die Zahl der noch im
Irak verbliebenen Juden ist verschwindend gering. Auch alle diese Angaben
stellen nur grobe Schätzungen dar." (Auswärtiges Amt, 2018)

Neben den Amtssprachen werden noch Sprachen der Minderheiten aufgeführt.

„Amtssprachen sind Arabisch und (Zentral-)Kurdisch (Sorani). Über eigene
(Umgangs-) Sprachen verfügen die turkmenische und die assyrische Minderheit
(Aramäisch), in Kurdistan werden auch Südkurdisch und Nordkurdisch (Kur-
mandschi) gesprochen." (Auswärtiges Amt, 2018)

Als Fremdsprache wird Englisch gelehrt.

Das Bildungssystem ist zentralisiert. Allerdings gibt es laut BQ-Portal landesspe-
zifische Besonderheiten:

„Das irakische Bildungssystem ist zweigeteilt, da die drei Provinzen im nordöst-
lichen Teil des Landes (Autonome Region Kurdistan) ein eigenes Schulsystem
haben. Die Organisation der (beruflichen) Bildung liegt hier bei anderen natio-
nalen bzw. regionalen Institutionen (s. Nationale Ansprechpartner/Experten).
Dennoch können ab Sekundarstufe II dieselben Abschlüsse erworben werden
und es gelten dieselben Zugangsvoraussetzungen zu Institutionen der höheren
Bildung." (BQ-Portal, 2018)

Inwieweit derzeit Frauen am Bildungs- und Berufssystem beteiligt sind, ist unklar.

„Über die Bildungsbeteiligung von Frauen im Irak liegen keine aktuellen und
umfassenden Zahlen vor. Im Jahr 2007 war die Bildungsbeteiligung von Frauen
jedoch deutlich geringer als die der Männer. [...] Auf dem Arbeitsmarkt machten Frauen im Jahr 2016 einen geringen Anteil von knapp 18 Prozent der arbeitenden Bevölkerung aus, wobei hier seit den 1990er -Jahren ein Anstieg zu
verzeichnen ist." (UIS, 2017 & World Bank, 2017, zit. nach Stöwe, 2017, S. 20)

Im Bildungsbereich gibt es zunächst eine Primärstufe und einen Sekundarbereich 1. Die Einschulung erfolgt mit sechs Jahren. Die Pflichtschulzeit beträgt neun Jahre, davon sind sechs Jahre Grundschulzeit und drei Jahre werden an einer Mittelschule absolviert. Im Sekundarbereich 2 gibt es einerseits die mittleren berufsbildenden Schulen, die drei Jahre besucht werden und zu einer Bescheinigung über eine Berufsqualifikation führen. Andererseits besteht auch die Möglichkeit, für drei Jahre die allgemeinbildende Oberstufe zu besuchen, die mit dem Abschluss der allgemeinen Hochschulreife endet. Im postsekundären und Tertiärbereich berechtigen beide Abschlüsse zu einem zweijährigen Besuch an einem technischen Institut, an welchem man ein technisches Diplom erwerben kann. Dieses wiederum berechtigt zum Besuch einer technischen Fachhochschule. Hier können, jeweils in einer Zeitspanne zwischen zwei und sechs Jahren ein höheres technisches Diplom, der Bachelor of Arts / Science sowie der Master of Arts / Science absolviert werden. Ebenfalls möglich ist ein Studium an der Universität, wo der Hochschulabschluss erworben werden kann. (BQ-Portal, 2018) Die Abbildung 7 stellt dies nochmals grafisch dar:

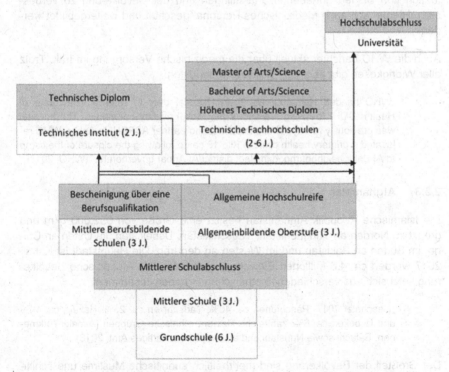

Abbildung 7: Das Berufsbildungssystem des Iraks (seit 2001/2002). (Eigene Darstellung in Anlehnung an BQ-Portal, 2018)

Über die ausgeübten Berufe gibt es nur spärliche Informationen. So beschreibt das BQ-Portal auf der Internetplattform folgende Berufe: Elektrotechniker, Fachkraft im Bereich Landwirtschaft, Augenoptiker, Kälte- und Klimatechniker sowie Herrenfriseur und Elektroniker. (BQ-Portal, 2018) Es ist aber, auch in Hinblick auf die Befragung des BAMF, anzunehmen, dass es darüber hinaus auch weitere Berufe gibt, wie z. B. Lehrer, Ärzte, Krankenpflegepersonal, Kaufleute und Handwerksberufe.

Zum Gesundheitssystem und zur Krankenpflegeausbildung liegen keine Informationen vor. E-Mail Anfragen an die Botschaft des Irak in Berlin sowie an das Auswärtige Amt blieben unbeantwortet. Vor 1991 soll das Gesundheitssystem zu den Besten des Nahen Ostens gehört haben, ist aber durch Krieg und Sanktionen fast vollständig zum Erliegen gekommen. Hilfsorganisationen beginnen nunmehr, dieses wieder aufzubauen. So berichtet die Deutsche Gesellschaft für Internationale Zusammenarbeit (GIZ) 2017, dass in der der Provinz Dohuk ein Projekt durchgeführt wird, mit dem Ziel, die medizinische und psychosoziale Situation von Binnenvertriebenen, Flüchtlingen und der Bevölkerung zu verbessern. Hierbei soll auch medizinisches Personal geschult und weitergebildet werden.

Auch die WHO berichtet aktuell über die medizinische Versorgung im Irak. Trotz aller Widrigkeiten gibt es auch Positives zu berichten:

> „WHO handed Hamam Aleel Field Hospital over to Ninawa Directorate of Health (DOH) following the end of the Mosul military operations. The hospital was previously run by WHO's implementing partner ASPEN. In Anbar, WHO relocated a primary health clinic in Kilo 18 camp following the closure of the camp to Al-Bakir neighbourhood in Heet district/Al-Anbar governorate." (WHO, 2018)

2.3.3   Afghanistan

Die Islamische Republik Afghanistan besitzt eine Größe von 652.000 qkm und grenzt im Norden an Turkmenistan, Tadschikistan, Usbekistan, im Osten an China, im Süden an Pakistan und im Westen an den Iran. Die Hauptstadt ist Kabul. 2017 wurden ca. 4,6 Millionen Einwohner geschätzt. Die Afghanische Bevölkerung setzt sich aus verschiedenen ethnischen Gruppen zusammen:

> „Geschätzt 2017: Paschtunen ca. 40%, Tadschiken ca. 25%, Hazara ca. 10% und Usbeken ca. 6%, zahlreiche kleinere ethnische Gruppen (Aimak, Turkmenen, Baluchi sowie Nuristani und andere)." (Auswärtiges Amt, 2018)

Der Großteil der Bevölkerung sind mehrheitlich sunnitische Muslime und schiitische Muslime. In Afghanistan gibt es zwei offizielle Landessprachen, Dari und

Paschtu. Hinzu kommen Usbekisch und Turkmenisch, auch Turksprachen genannt. (Auswärtiges Amt, 2018)

Das Bildungssystem ist zentralisiert.

„Formal liegt die Zuständigkeit für die Konzeption, Umsetzung, Steuerung und Evaluierung der Bildungspolitik beim Bildungsministerium Afghanistans. Darüber hinaus gehört zum Aufgabenbereich des Bildungsministeriums die Erarbeitung der Ausbildungsordnungen sowie Qualitätssicherung der Allgemein- und Berufsbildung. Die Hochschulbildung liegt im Zuständigkeitsbereich des Ministeriums für Hochschulbildung. Im staatlichen Bildungswesen Afghanistans werden folgende Bereiche unterschieden:

- Allgemeinbildung: Klassen 1-12 (Grundschulbildung, Sekundärbildung I, Sekundärbildung II). Die Schulpflicht beträgt 9 Jahren.
- Islamische Bildung: Klassen 1-14 (Islamische Grundbildung und Islamische Weiterbildung)
- Berufliche Bildung: Klassen 10-14 (grundlegende Berufsbildung, höhere Berufsbildung, Lehrerausbildung)
- Hochschulbildung

Nach der 9. Klasse kann die Bildung entweder an einer allgemeinbildenden Oberschule oder an einer Berufsschule fortgesetzt werden. Nach dem erfolgreichen Abschluss der allgemeinbildenden Oberschule erwirbt man das Zeugnis der Allgemeinbildung. […] Dieses berechtigt zur Aufnahme eines Studiums.

Die Berufsausbildung kann nach der 9. und 12. Klasse begonnen werden. Das afghanische Berufsbildungssystem besteht aus folgenden Bereichen:

- Die grundlegende Berufsbildung kann im Rahmen der Klassen 10-12 an einer Sekundarschule/ Berufsschule […] erworben werden. Nach dem erfolgreichen Abschluss der grundlegenden Berufsbildung wird das Zeugnis der Berufsbildung […] ausgestellt. Die Absolventen der grundlegenden Berufsbildung können die Ausbildung an den Colleges fortsetzen oder direkt in den Arbeitsmarkt einsteigen.
- Die höhere Berufsbildung setzt den Abschluss der 12. Klasse voraus. Dieser Bildungsgang findet an den Colleges […] statt und wird mit dem Zeugnis der höheren Berufsbildung […] abgeschlossen.
- Die Lehrerausbildung (erst seit 2011) kann nach der 12. Klasse begonnen werden und findet an den höheren Berufsschulen für Lehrer […] statt. Am Ende der Lehrerausbildung wird das Zeugnis der Lehrerausbildung […] ausgestellt. (BQ-Portal, 2018)

Die grafische Darstellung ist der Abbildung 8 (auf der folgenden Seite) zu entnehmen.

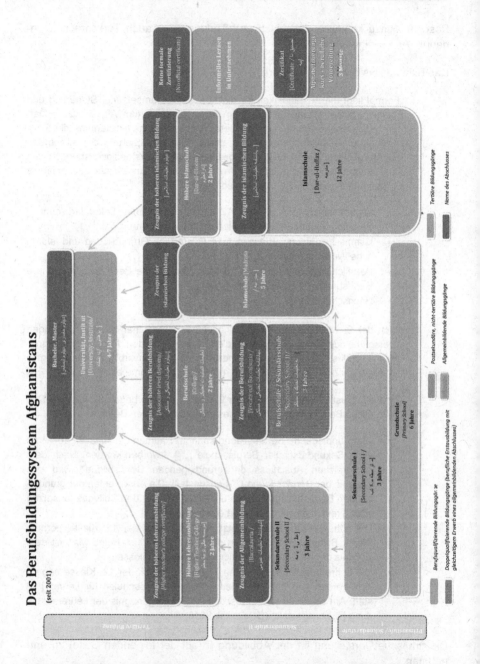

Abbildung 8: Das Berufsbildungssystem Afghanistans (Seit 2001). (BQ-Portal, 2018)

Für die formale Berufsbildung wurden seit 2002 Standards entwickelt, - vorher war das Bildungssystem nahezu zusammengebrochen - die allerdings aufgrund der zum Teil noch sehr schlechten Ausstattung der Schulen bzw. der fehlenden Lehrkräfte und qualifizierten Berufsschullehren oft nicht eingehalten werden können. Bis 2011 gab es keine ausgebildeten Berufsschullehrer und auch keine Weiterbildungsmaßnahmen. (BQ-Portal, 2018) Die ausgeübten Berufe lagen hauptsächlich im handwerklichen Bereich und im Handel. Auch hier wird auf die Befragung des BAMF hingewiesen.

Obgleich sich die Verhältnisse durch die Unterstützung von Hilfsorganisationen und Regierungen des Westens verbessert haben, ist das Bildungsniveau nach wie vor niedrig. So ist auf der Seite des Länder-Informations-Portals zu lesen:

> „Immer noch liegt in Afghanistan die Zahl der Analphabeten bei über 60 % und bis heute haben 70 % der Männer und über 90 % der Frauen über 25 Jahre keinen Schulabschluss." (LIPortal, 2018)

Auch das Gesundheitssystem war zusammen gebrochen. Und obgleich das Gesundheitssystem langsam wieder aufgebaut wird, fehlt es an Fachpersonal. Das Länder-Informations-Portal schreibt dazu:

> „Abgesehen davon leidet das afghanische Gesundheitswesen Mangel an medizinischem Personal, sowohl in Zahlen als auch ausbildungsmäßig und geschlechterbezogen. Im landesweiten Durchschnitt kommen auf einen Arzt geschätzte 16.000 Menschen. Betrachtet man das Ganze geschlechtsspezifisch, kommen auf einen Arzt 11.000 Männer, wohingegen auf eine Ärztin durchschnittlich 30.000 Frauen entfallen. Es fehlt also vor allem an weiblichem medizinischen Personal, seien es Ärztinnen, Hebammen oder Kinderkrankenschwestern. Dies ist vor dem kulturellen Hintergrund, dass Frauen auch nur von Frauen behandelt werden dürfen, schwerwiegend und hat Auswirkungen auf die Gesundheit von Müttern und Neugeborenen." (LIPortal, 2018)

Die Ausbildung von Krankenpflegekräften und Hebammen wird unter anderem von Hilfsorganisationen übernommen. Seit 2011 bildet z. B. Cap Anamur vom Deutschen Notärzte e. V. Pflegekräfte und Hebammen in der Provinz Herat aus. Die Ausbildung dauert drei Jahre und beinhaltet sowohl die Basis-, als auch die Behandlungspflege. Weitere Informationen liegen bisher nicht vor. Auf eine Kontaktaufnahme per E-Mail mit der Afghanischen Botschaft in Berlin wurde geantwortet. Als Ansprechpartner wurde die First Secretary der Botschaft und die Telefonnummer genannt. Allerdings konnte die Ansprechpartnerin trotz häufiger Versuche bislang nicht erreicht werden.

Nachdem die einzelnen Herkunftsländer nunmehr beschrieben wurden, sollen die vorliegenden Daten abschließend zusammengefasst werden.

2.3.4   Zusammenfassung

Die Datenlage zu den Ländern Syrien, Irak und Afghanistan lässt keine konkre-
ten Rückschlüsse auf die Ausbildungs- und Arbeitssituation im Gesundheitssek-
tor zu. Dies ist unter anderem dem Sachverhalt geschuldet, dass in allen drei
Ländern nach wie vor Krieg herrscht. Es war jedoch möglich, die Bildungssysteme umfassend zu beschreiben, da die Informationen sich auf die Situation vor
dem Krieg bezogen. Zu den Gesundheitssystemen gab es Aussagen, die darauf
hinweisen, dass die medizinische Versorgung in den Städten vor Kriegsbeginn
deutlich besser war als in ländlichen Gebieten. Dass es Pflegepersonal gegeben
haben muss, kann angenommen werden und ist auch der Aussage von Davis
und Achukr zu entnehmen. Wie die Pflegeausbildung aber ausgestaltet war, welche Qualifizierung zur Ausbildung und zum Pflegeberuf vorliegen musste und
welche Personengruppen im Pflegeberuf tätig waren, konnte nicht eruiert werden. Allerdings scheint der Beruf des Krankenpflegers eher von männlichen Personen durchgeführt worden zu sein.

Auf eine Anfrage an die Zentrale Auslands- und Fachvermittlung (ZAV) der Ar-
beitsagentur wurden folgende Aussagen getroffen:

> „Genaue Aussagen, vor allem konkret bezogen auf die von Ihnen genannten
> Länder, können wir zu Ihren Fragen nicht machen [...] Der Beruf des Kranken-
> pflegers wird in der arabischen Welt und im Vorderen Orient überwiegend von
> Männern ausgeübt. Konkrete Zahlen liegen uns allerdings nicht vor. Der Aus-
> bildungsberuf „Altenpfleger" ist nach unserer Kenntnis in den meisten Ländern
> unbekannt, die Tätigkeiten werden in der Regel auf Helferniveau durchgeführt.
> Zur Versorgungssituation in anderen Ländern können wir nichts sagen, je nach
> Kulturkreis wird aber die Versorgung innerhalb der Familie üblich sein." (Zentra-
> le Arbeitsvermittlung ,2018. Unveröffentlichtes Material.)

Es wird im Verlauf der Arbeit versucht, diese Aussagen zu verifizieren.

2.3.5   Pflege von Menschen aus islamisch geprägten Kulturen

Der Islam ist die zweitgrößte Weltreligion und monotheistisch, d. h. an nur einen
Gott glaubend. Da in allen drei Ländern der Islam als größte Religion benannt
wurde, soll an dieser Stelle auch die Einstellung dieser Religion zum Alter und
zur Pflege von Muslimen dargestellt werden. In einem Bericht von Prof. Dr. M.
Emin Köktaş zum Thema Alter und Altenhilfe in islamischen Zivilisationen zeigt
sich die Haltung des Islam gegenüber dem älteren Menschen. Im Koran wird das
Alter als eine menschliche Realität betrachtet:

> „Nach dem gilt im Koran das Alter als ein natürlicher Bestandteil des menschli-
> chen Lebens. Die koranischen Texte machen in diesem Rahmen auf die biolo-

gischen und psychologischen Besonderheiten des Alters aufmerksam und er-
läutern, welche Änderungen das Alter in der Persönlichkeit des Älteren hervorrufen. Der Koran hat nicht die Absicht, Allgemeinwissen über das Alter zu geben. Denn das Alter ist eine Realität, die jeder Mensch durchlebt und zu der er
seine jeweils eigenen Erfahrungen macht. Genauer gesagt, das Alter ist kein
Thema, worüber die Menschen erst noch aufgeklärt werden müssen. Der Koran
macht auf diese Realität des Alterns und den damit zusammenhängende Probleme und deren Folgen aufmerksam und formuliert daraus metaphysische
Schlußfolgerungen für den Sinn und Zweck des Lebens." (Köktaş, 2009, S. 3)

Der Koran trifft auch Aussagen zu Verhaltensweisen gegenüber älteren Menschen. Köktaş schreibt hierzu:

„Jeder Mensch hat in seiner engsten Umgebung in der Regel ältere Verwandten und Angehörige, um den er sich kümmern muß. Wenn man in diesem Zusammenhang von Älteren spricht, dann meint man meistens die Älteren aus der
eigenen familiären Umgebung. Wenn sich nun alle Menschen um ihre eigenen
älteren Familienangehörigen, d.h. um Eltern oder Großeltern kümmern, blieben
außerhalb der Familien kaum ältere Menschen, die Hilfe und Pflege benötigen,
übrig. Folglich werden im Koran Anweisungen, wie man die Älteren behandeln
soll, im Rahmen der Eltern- und Kinderrechte behandelt. Jedoch sollten diese
Anweisungen nicht so interpretiert haben, daß die älteren Menschen, die keine
Kinder haben, vernachlässigt werden." (Köktaş, 2009, S. 4)

Zwar beginnt die Verantwortung für die Pflege bei den Eltern, aber sie bezieht
sich auch auf weitere Personen:

„Wie man sieht, fängt die Verantwortung zwar bei den Eltern an, aber der Ver-
antwortungskreis wird größer und umfaßt andere Verwandten und andere Men-
schengruppen, wie z.B. Waisen, Bedürftige, Reisende. Diese Anordnung steht
im Einklang mit der menschlichen Psychologie, nach der erst den nächsten Angehörigen geholfen wird." (Köktaş, 2009, S. 5)

Es wird deutlich, dass somit alle Menschen, nicht nur Muslime aufgerufen sind,
für hilfebedürftigen Menschen Verantwortung zu übernehmen und diese zu res-
pektieren:

„[…] In den Versen werden alle Menschen unabhängig von ihrer religiösen Zugehörigkeit angesprochen. Damit möchte Gott hervorheben, daß vom ihm er-
wünschte und vorgeschriebene Verhaltenweisen keine Besonderheit der Muslime sind. Gott erwartet von allen Menschen, daß sie sich gegenüber ihren eigenen Eltern und gegenüber älteren Menschen entsprechend verhalten. Somit
wird die Universalität dieser Verhaltensvorschrift bestätigt." (Köktaş, 2009, S. 5)

Dass diese Verantwortung und der Respekt nicht nur auf Muslime beschränkt
sind, beschreibt Köktaş folgendermaßen:

> „Mohammed hat nicht nur die Älteren in seiner Verwandtschaft und näherer
> Umgebung geehrt und respektiert, sondern alle ältere Menschen, und er ver-
> langte, daß alle Menschen ihn nachahmen und Alte mit Respekt behandeln.
> Auch wenn ein älterer Mensch kein Muslim ist, so darf dies kein Hindernis sein,
> ihm einem Alten geziemenden Respekt zu erweisen." (Köktaş, 2009, S. 7)

Blickt man in die frühe Geschichte islamischer Gesellschaften, so erfährt man,
dass zum Schutz alter Menschen ohne Familie, Waisen und Kranken Stiftungen
von wohlhabenden Personen gegründet wurden.

> „Um soziale Solidarität und soziale Harmonie unter der Bevölkerung zu gewähr-
> leisten, wurden in der islamischen Kultur und Geschichte viele Institutionen ge-
> gründet. Die wichtigsten dieser Art sind Stiftungen, die vom Staat oder privaten
> Personen gegründet wurden. Stiftung ist eine juristische Organisationsform, mit
> dem Ziel zu helfen ohne eine Gegenleistung zu erwarten. Wegen der Vielzahl
> der Stiftungen mit unterschiedlichsten Stiftungszwecken nennt man islamische
> Kultur auch „Stiftungskultur"." (Köktaş, 2009, S. 9)

Hieraus wird deutlich, dass die Pflege in islamischen Zivilisationen zwar hauptsächlich in der Familie stattfindet, es aber auch Pflegeeinrichtungen für hilfebe-
dürftige Menschen ohne Familien gab, wenngleich auch seltener als z. B. in
westlichen Ländern. Für die familiäre Pflege sind hauptsächlich Frauen zuständig. Wie sich die Pflege in Krankenhäusern oder Pflegeheimen gestaltet, konnte
nicht hinreichend geklärt werden.

Im Islam gelten strikte Regeln, die bei der Pflege von islamischen Patienten in
Deutschland und darüber hinaus auch bei den muslimischen Flüchtlingen in der
Ausbildung beachtet werden müssen. So beschreiben von Bose und Terpstra
(2012, S. 25-35) Vorschriften bezüglich der Ernährung. Es gibt erlaubte (halal)
und verbotene (haram) Nahrungsmittel und Nahrungsmittelbestandteile. Verboten sind z. B. Schweinefleisch oder Fleisch und tierische Fette von Tieren, die
nicht nach dem islamischen Gesetz geschlachtet wurden. Hierzu gehört auch
Gelatine als tierisches Nebenprodukt. Ebenfalls verboten ist Alkohol, auch wenn
er in Medikamenten wie Tropfen enthalten ist. Muslime sind verpflichtet, einmal
im Jahr im Fastenmonat Ramadan zu fasten. In den dreißig Tagen darf von Son-
nenaufgang bis Sonnenuntergang weder gegessen noch getrunken werden.

Im Koran ist allerdings auch festgelegt, dass u. a. Kranke und altersschwache
Menschen hiervon ausgenommen sind. Der Ramadan ist der neunte Monat im
muslimischen Mondkalender. Da es bei Mondkalendern Verschiebungen um
mehrere Tage nach vorn gibt, durchläuft der Ramadan im Laufe der Jahre alle
Jahreszeiten.

Eine weitere Vorschrift betrifft die Bekleidung und den Umgang mit Berührungen. Insbesondere strenggläubige muslimische Männer und Frauen bedecken ihren Körper fast vollständig. Körperkontakt, wie er z. B. bei der körpernahen Versorgung entsteht, kann als Verletzung der Intimsphäre angesehen werden. Es gibt auch ausgesprochene Tabuzonen, die insbesondere nicht von gegengeschlechtlichen Personen berührt werden dürfen. Daher sollte die Pflege, soweit möglich, nur von gleichgeschlechtlichen Personen durchgeführt werden.

Der Umgang mit Sterbenden zeichnet sich dadurch aus, dass viele Angehörige und Freunde anwesend sind, um dem Menschen beizustehen. Sterbende sollten mit dem Kopf in Richtung Mekka gebettet sein. Verstorbene werden mit fließendem Wasser von einem Angehörigen oder zumindest einer gleichgeschlechtlichen Person gewaschen und in ein frisches weißes Leinentuch gelegt. Die Bestattung sollte schnellstmöglich erfolgen, also innerhalb von drei Tagen.

Diese Informationen sind insofern wichtig, als dass sie Einblicke in die kulturellen Lebensweisen bieten. Auf die Bedeutung der transkulturellen Kompetenz wird im Kapitel 3.3 näher eingegangen. Im hier anschließenden Kapitel wird nunmehr das Thema Flucht ausführlich dargestellt.

2.4   Flucht

Im folgenden Kapitel wird das Thema „Flucht" ausführlich dargestellt. Hierzu gehört zunächst eine kurze Beschreibung der Fluchtrouten. Dabei liegt der Fokus auf die Flüchtlinge aus Syrien, dem Irak und Afghanistan. Im Anschluss werden die Auswirkungen der Flucht auf die betroffenen Menschen näher beschrieben. Es folgt eine Darstellung über den Ablauf des Asylverfahrens in Deutschland erklärt. Des Weiteren werden die derzeit aktuellen Integrationsmaßnahmen für Flüchtlinge aufgeführt, Ergebnisse bezüglich ihres Qualifikationsniveaus dargestellt und ihre Möglichkeiten, einen Zugang zum Arbeitsmarkt zu erlangen, beschrieben. Abschließend werden die Voraussetzungen für die Beschäftigung von Flüchtlingen aus Sicht der Unternehmen aufgeführt.

2.4.1   Fluchtrouten

Betrachtet man die Hauptflüchtlingsrouten der Herkunftsländer in der Abbildung 9, so sind dies für Syrien, den Irak und Afghanistan die östliche Mittelmeerroute und die Balkanroute. Sofern die Flüchtlinge nicht in die Nachbarländer flohen, um dort in Flüchtlingslagern zu verbleiben, versuchten sie über diese Routen Europa, und hier insbesondere Deutschland, Österreich, England oder Schweden, zu erreichen (vgl. Abbildung 9).

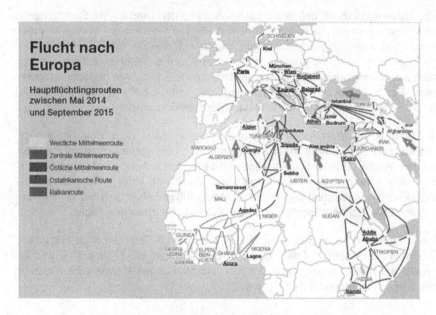

Abbildung 9:   Hauptflüchtlingsrouten zwischen Mai 2014 und September 2015.(bpb,
2015, © nach Globus-Grafik, dpa, 10617)

Die meisten Flüchtlinge gelangten hierbei illegal nach Europa, da die Gründe für
ein Visum nicht vorlagen. Laut Auswärtigem Amt kann ein Visum erteilt werden,
wenn folgende Voraussetzungen vorliegen:

- „Plausibilität und Nachvollziehbarkeit des Reisezwecks in Deutschland
- Finanzierung der Lebenshaltungs- und Reisekosten aus eigenem Vermögen
  bzw. Einkommen
- Bereitschaft des Visuminhabers, vor Gültigkeitsablauf des Visums wieder aus
  dem Schengen-Raum auszureisen,
- Vorlage einer für den gesamten Schengen-Raum und für die gesamte Aufent-
  haltsdauer gültigen Reisekrankenversicherung mit einer Mindestdeckungs-
  summe von 30.000 Euro.
- Ist der Nachweis einer eigenen Finanzierung nicht möglich, kann die Finanzierung durch Abgabe einer förmlichen Verpflichtungserklärung gemäß §§ 66, 68
  des Aufenthaltsgesetzes durch eine dritte Person nachgewiesen werden. Zuständig zur Entgegennahme einer solchen Erklärung ist in der Regel die Ausländerbehörde am Wohnort des sich Verpflichtenden." (Auswärtiges Amt,
  2018)

Ein Visum zu beantragen, verbunden mit der Bitte um Asyl, ist grundsätzlich nicht
möglich. Im Grundsatz des Visumhandbuchs des Auswärtigen Amts heißt es:

„In der Bundesrepublik Deutschland gilt der Grundsatz des territorialen Asyls. Danach kann Asylsuchenden nur Schutz gewährt werden, wenn sie sich bereits auf deutschem Staatsgebiet bzw. an der deutschen Grenze befinden (vgl. §§ 13 und 18 I AsylG). Eine Vorwirkung des Asylgrundrechts, die die Bundesrepublik Deutschland zur Gestattung der Einreise verpflichtet, um einen künftigen Asylantrag zu ermöglichen (sog. humanitäres Visum), gibt es nicht. Asyl-/Schutzersuchen sind daher grundsätzlich bereits vor Ort (ohne Beteiligung der Zentrale) unter Berufung auf das Territorialprinzip abzulehnen." (Auswärtiges Amt, 2017, S. 25)

Daher unternahmen die Flüchtlinge entweder selbstständig oder mit Hilfe von so genannten „Schleppern" den Versuch, Europa mit dem Auto, per Boot oder auch zu Fuß zu erreichen. Laut internationalem Recht werden „Schlepper folgendermaßen definiert:

[…] bezeichnet der Ausdruck „Schlepperei von Migranten" die Herbeiführung der illegalen Einreise einer Person in einen Vertragsstaat, dessen Staatsangehörige sie nicht ist oder in dem sie keinen ständigen Aufenthalt hat, mit dem Ziel, sich unmittelbar oder mittelbar einen finanziellen oder sonstigen materiellen Vorteil zu verschaffen." (BGBL III, 2008, S. 3)

Wie hoch die Kosten für die „Schlepper" waren und welche Gegenleistungen noch gefordert wurden, ist nicht abschließend zu beurteilen.

Während der Flucht wurden Strecken von bis zu 5000 Kilometern zurückgelegt, wobei viele Menschen ihr Leben verloren. Allerdings wurde es 2015 zunehmend schwieriger, über die Balkanroute nach Deutschland zu kommen. Ausschlaggebend hierfür war das Dubliner Abkommen, das besagt, dass die Flüchtlinge in dem Land registriert werden müssen, in welchem sie zuerst ankommen.

„Das sogenannte Dublin-Verfahren regelt unter anderem, dass Asylbewerber in dem Land registriert werden, in dem sie die Europäische Union betreten. In dem Verfahren wird der Staat festgestellt, der für den Asylantrag zuständig ist. Damit wird sichergestellt, dass jeder Asylantrag nur von einem Mitgliedstaat inhaltlich geprüft wird. Zur Bestimmung des zuständigen Mitgliedstaates wird ein Gespräch mit dem Antragsteller geführt.

Stellt sich dabei heraus, dass der Asylantrag in einem anderen Mitgliedstaat zu bearbeiten ist, ergeht ein Übernahme- oder Wiederaufnahmeersuchen an den betreffenden Mitgliedstaat. Stimmt dieser zu, erhält der Antragsteller hierüber einen Bescheid. Sodann vereinbaren die Mitgliedstaaten in der Regel die Modalitäten der Überstellung. Rechtsgrundlage des Verfahrens ist nunmehr die Dublin-III-Verordnung.

In dieser Verordnung wird auch geregelt, dass ein Asylbewerber in dem EU-Mitgliedstaat seinen Asylantrag stellen muss, in dem er den EU-Raum erstmals betreten hat. Dort hat auch die Registrierung und die Durchführung des Asylverfahrens zu erfolgen."

Zum einen waren die Länder wie u. a. Griechenland, Slowenien und Ungarn mit der Vielzahl der Flüchtlinge überfordert und auch nicht darauf vorbereitet, die ankommenden Menschen zu registrieren bzw. Asyl zu gewähren. Zum anderen waren die Flüchtlinge in den Ankunftsländern nicht bereit, Asyl zu beantragen, da sie sich bessere Aussichten in anderen Ländern versprachen. Im September 2015 kam es schließlich zur Schließung der Balkanroute, indem die Ankunfts- und Transitländer Zäune aufstellten, was zu einer weiteren Verschlechterung der Flüchtlingssituation führte. Schließlich erteilte die Bundesregierung tausenden Flüchtlingen die Erlaubnis, nach Deutschland einzureisen, was bis heute die Gesellschaft spaltet. Viele Menschen waren verunsichert ob der großen Flüchtlingszahlen und der Frage, wie die Menschen integriert werden sollen und können. Hierbei entstand einerseits eine „Willkommenskultur", andererseits wurde über Bewegungen wie PEGIDA (Patriotische Europäer gegen die Islamisierung des Abendlandes) eine Debatte über eine zunehmende Islamisierung Deutschlands entfacht.

2.4.2   Auswirkungen der Flucht

Durch den Krieg, den Terror, den Verlust von Angehörigen und Folter im eigenen Land wurden die Flüchtlinge z. T. schwer traumatisiert. Hinzu kommen traumatische Erlebnisse während der Flucht. Die Flüchtlinge mussten zeitweise auf Nahrung und Flüssigkeit, Obdach und medizinische Versorgung verzichten. Selbst in Deutschland waren und sind sie Anfeindungen ausgesetzt. Selbst wenn die Flucht gelungen ist, müssen sich die Menschen mit einer fremden Umgebung, einer fremden Sprache und einer anderen Kultur auseinandersetzen. Dies kann zu schweren psychischen und physischen Problemen führen, die einer Behandlung bedürfen. In der Internationalen statistischen Klassifikation der Krankheiten und verwandter Gesundheitsprobleme 10, Revision German Modification Version 2018 (kurz ICD 10, 2018) werden im Kapitel V (F00-F99) psychische und Verhaltensstörungen klassifiziert. Insbesondere der Code Bereich 43 definiert die Reaktionen auf schwere Belastungen und Anpassungsstörungen. Hierzu gehören die akute Belastungsreaktion, die posttraumatische Belastungsstörung sowie Anpassungsstörungen.

Die akute Belastungsreaktion wird definiert im Bereich 43.0 als:

„Eine vorübergehende Störung, die sich bei einem psychisch nicht manifest gestörten Menschen als Reaktion auf eine außergewöhnliche physische oder psychische Belastung entwickelt, und die im Allgemeinen innerhalb von Stunden oder Tagen abklingt. Die individuelle Vulnerabilität und die zur Verfügung stehenden Bewältigungsmechanismen (Coping-Strategien) spielen bei Auftreten und Schweregrad der akuten Belastungsreaktionen eine Rolle. Die Symptomatik zeigt typischerweise ein gemischtes und wechselndes Bild, beginnend mit einer Art von „Betäubung", mit einer gewissen Bewusstseinseinengung und eingeschränkter Aufmerksamkeit, einer Unfähigkeit, Reize zu verarbeiten und Desorientiertheit. Diesem Zustand kann ein weiteres Sichzurückziehen aus der Umweltsituation folgen (bis hin zu dissoziativem Stupor, siehe F44.2) oder aber ein Unruhezustand und Überaktivität (wie Fluchtreaktion oder Fugue). Vegetative Zeichen panischer Angst wie Tachykardie, Schwitzen und Erröten treten zumeist auf. Die Symptome erscheinen im Allgemeinen innerhalb von Minuten nach dem belastenden Ereignis und gehen innerhalb von zwei oder drei Tagen, oft innerhalb von Stunden zurück. Teilweise oder vollständige Amnesie (siehe F44.0) bezüglich dieser Episode kann vorkommen. Wenn die Symptome andauern, sollte eine Änderung der Diagnose in Erwägung gezogen werden.

Akut:

- Belastungsreaktion
- Krisenreaktion
- Kriegsneurose
- Krisenzustand
- Psychischer Schock" (DIMDI, 2017)

Die posttraumatische Belastungsstörung wird im Bereich 43.1 folgendermaßen beschrieben:

„Diese entsteht als eine verzögerte oder protrahierte Reaktion auf ein belastendes Ereignis oder eine Situation kürzerer oder längerer Dauer, mit außergewöhnlicher Bedrohung oder katastrophenartigem Ausmaß, die bei fast jedem eine tiefe Verzweiflung hervorrufen würde. Prädisponierende Faktoren wie bestimmte, z.B. zwanghafte oder asthenische Persönlichkeitszüge oder neurotische Krankheiten in der Vorgeschichte können die Schwelle für die Entwicklung dieses Syndroms senken und seinen Verlauf erschweren, aber die letztgenannten Faktoren sind weder notwendig noch ausreichend, um das Auftreten der Störung zu erklären. Typische Merkmale sind das wiederholte Erleben des Traumas in sich aufdrängenden Erinnerungen (Nachhallerinnerungen, Flashbacks), Träumen oder Albträumen, die vor dem Hintergrund eines andauernden Gefühls von Betäubtsein und emotionaler Stumpfheit auftreten. Ferner finden sich Gleichgültigkeit gegenüber anderen Menschen, Teilnahmslosigkeit der Umgebung gegenüber, Freudlosigkeit sowie Vermeidung von Aktivitäten und Situationen, die Erinnerungen an das Trauma wachrufen könnten. Meist tritt ein Zustand von vegetativer Übererregtheit mit Vigilanzsteigerung, einer übermäßigen Schreckhaftigkeit und Schlafstörung auf. Angst und Depression sind häufig mit den genannten Symptomen und Merkmalen assoziiert und Suizidgedanken sind nicht selten. Der Beginn folgt dem Trauma mit einer Latenz, die wenige Wochen bis Monate dauern kann. Der Verlauf ist wechselhaft, in der Mehrzahl der Fälle kann jedoch eine Heilung erwartet werden. In wenigen Fällen nimmt die Störung über viele Jahre einen chronischen Verlauf und geht dann in eine andauernde Persönlichkeitsänderung (F62.0) über.

- Traumatische Neurose" (DIMDI, 2017)

Letztlich werden die Anpassungsstörungen definiert:

„Hierbei handelt es sich um Zustände von subjektiver Bedrängnis und emotionaler Beeinträchtigung, die im Allgemeinen soziale Funktionen und Leistungen behindern und während des Anpassungsprozesses nach einer entscheidenden Lebensveränderung oder nach belastenden Lebensereignissen auftreten. Die Belastung kann das soziale Netz des Betroffenen beschädigt haben (wie bei einem Trauerfall oder Trennungserlebnissen) oder das weitere Umfeld sozialer Unterstützung oder soziale Werte (wie bei Emigration oder nach Flucht). Sie kann auch in einem größeren Entwicklungsschritt oder einer Krise bestehen (wie Schulbesuch, Elternschaft, Misserfolg, Erreichen eines ersehnten Zieles und Ruhestand). Die individuelle Prädisposition oder Vulnerabilität spielt bei dem möglichen Auftreten und bei der Form der Anpassungsstörung eine bedeutsame Rolle; es ist aber dennoch davon áuszugehen, dass das Krankheitsbild ohne die Belastung nicht entstanden wäre. Die Anzeichen sind unterschiedlich und umfassen depressive Stimmung, Angst oder Sorge (oder eine Mischung von diesen). Außerdem kann ein Gefühl bestehen, mit den alltäglichen Gegebenheiten nicht zurechtzukommen, diese nicht vorausplanen oder fortsetzen zu können. Störungen des Sozialverhaltens können insbesondere bei Jugendlichen ein zusätzliches Symptom sein. Hervorstechendes Merkmal kann eine kurze oder längere depressive Reaktion oder eine Störung anderer Gefühle und des Sozialverhaltens sein.

- Hospitalismus bei Kindern
- Kulturschock
- Trauerreaktion." (DIMDI, 2017)

Zu diesen psychischen Erkrankungen kommen physische Gesundheitsprobleme wie Infektionskrankheiten, Wunden oder die körperliche Erschöpfung hinzu. In Deutschland haben die Flüchtlinge Anspruch auf medizinische Versorgung, allerdings sind diese Leistungen auf 15 Monate beschränkt. Die Kosten übernimmt das Bundesland, in welchem sie ankommen. Erst nach Ablauf dieser Frist habe sie Anspruch auf den vollen Leistungsumfang. Für die Behandlung benötigen sie einen Berechtigungsschein, den sie bei der zuständigen Behörde und auch in der Erstaufnahmestation erhalten. Auf dem Schein sind die gewährten Leistungen bzw. Beschränkungen vermerkt. Es ist allerdings nach dem Asylbewerberleistungsgesetz erforderlich, dass sie einen Asylantrag gestellt haben. Ferner muss eine Aufenthaltserlaubnis oder Duldung vorliegen.

2.4.3 Ablauf des Asylverfahrens

Das Asylverfahren durchläuft mehrere Stufen. Bei der Ankunft in Deutschland müssen sich die Flüchtlinge zuerst bei einer staatlichen Stelle melden. Dies kann die Grenzbehörde, die Polizei, ein Ankunftszentrum oder eine Aufnahmeeinrichtung sein. Dort werden die persönlichen Daten erhoben sowie die Fingerabdrücke, sofern der Antragsteller über 14 ist, genommen und zentral gespeichert. Hier bekommen sie ebenfalls eine Bescheinigung, die sie dazu berechtigt, medizinische Leistungen, Unterbringung und Versorgung zu erhalten. Die Asylbewerber erhalten darüber hinaus ein Taschengeld, um sich persönliche Dinge kaufen zu können. Es wird schließlich festgelegt, in welcher Einrichtung sie untergebracht werden, was sich einerseits nach den Aufnahmekapazitäten einer Aufnahmeeinrichtung richtet und andererseits, aus welchem Herkunftsland der Asylbewerber kommt. Dies wird auch als Herkunftsländerzuständigkeit bezeichnet. Die Festlegung, wie viele Asylbewerber ein Bundesland aufnehmen muss, ist durch den so genannten Königsteiner Schlüssel geregelt. Er richtet sich nach den steuerlichen Einnahmen eines Bundeslandes und wird jährlich neu berechnet. So nahm im Jahr 2015 Nordrhein-Westfalen die größte Zahl an Asylbewerbern auf, Bremen hatte die geringste Quote.

Bei der Antragstellung ist ein Dolmetscher anwesend. Zusätzlich erhalten die Asylbewerber wichtige Informationen in schriftlicher Form. Letztlich erhalten sie eine Aufenthaltsgestattung, die sie berechtigt, vorerst in Deutschland zu bleiben. Allerdings gilt hier die Residenzpflicht, das heißt, sie dürfen sich lediglich in dem Bezirk aufhalten, in dem ihre Einrichtung liegt. Möchten sie den Bezirk verlassen, benötigen sie eine behördliche Genehmigung. Den Asylbewerbern ist es nicht gestattet, einer Arbeit nachzugehen. Im Verfahren wird geprüft, ob der Asylbewerber eine gute oder geringe Bleibeperspektive hat. Hierzu gehört auch, ob er eventuell strafrechtlich verfolgt wird bzw. wegen einer Straftat verurteilt worden ist. Dies würde bedeuten, dass keine Asylberechtigung vorliegt. Ebenfalls wird geprüft, ob er sich eventuell schon in einem anderen Land hat registrieren lassen.

In einer persönlichen Anhörung werden durch sogenannte Entscheider die Gründe für die Flucht erfragt. Das Gespräch wird protokolliert und von den Teilnehmern unterschrieben. Die Entscheidung erfolgt schriftlich durch das Bundesamt für Migration und Flüchtlinge. Hierbei gibt es folgende Entscheidungsmöglichkeiten:

Asylberechtigung und Abschiebeverbot: Die Asylberechtigung wird anerkannt. Die Personen erhalten eine Aufenthaltsberechtigung und dürfen uneingeschränkt einer Arbeit nachgehen. Die Aufenthaltsgenehmigung gilt für bis zu drei Jahre und kann verlängert werden. Ebenso können Familien nachziehen.

Wird ein nationales Abschiebeverbot erteilt, erhält der Asylbewerber eine Aufenthaltsberechtigung für mindestens ein Jahr. Eine Verlängerung ist möglich. Mit Genehmigung der Ausländerbehörde darf einer Arbeit nachgegangen werden, allerdings ist kein Familiennachzug gestattet. Der Asylbewerber befindet sich im Status der Duldung.

Zuerkennung des Flüchtlingsschutzes: Der Asylbewerber erhält eine Aufenthaltsberechtigung für zunächst drei Jahre. Ist der Lebensunterhalt gesichert und sind die Deutschkenntnisse ausreichend, kann eine Niederlassungserlaubnis erteilt werden. Der Zugang zum Arbeitsmarkt ist nicht eingeschränkt. Die Familie kann nachziehen.

Zuerkennung des subsidiären Schutzes: Es wird eine Aufenthaltserlaubnis für ein Jahr erteilt. Eine Verlängerung für zwei weitere Jahre ist möglich. Ebenso ist die Niederlassungserlaubnis nach fünf Jahren möglich. Hier wird das Asylverfahren mit eingerechnet. Erwerbstätigkeit ist uneingeschränkt möglich, die Familie darf seit August 2018 nachziehen. Allerdings ist die Zahl begrenzt.

Für die Aufnahme einer Tätigkeit müssen die Asylbewerber in der Regel drei Monate warten. Danach können sie einer Beschäftigung nachgehen. Dies gilt auch für eine betriebliche Ausbildung oder ein Praktikum. Lediglich Personen mit Duldungsstatus dürfen vom ersten Tag an eine betriebliche Ausbildung oder ein Praktikum beginnen. Hierfür ist die Erlaubnis der Ausländerbehörde erforderlich.

Kommt es zu einem ablehnenden Bescheid, können die Betroffenen Klage erheben und erhalten gegebenenfalls eine vorläufige Schutzgewährung. Sie sind auch berechtigt, einen Folgeantrag zu stellen. (BAMF, 2016)

2.4.4   Unterbringung von Asylbewerbern

In der Regel werden die Asylbewerber in Gemeinschaftsunterkünften untergebracht, die von den Kommunen finanziert werden. In einer Broschüre des Bundesministeriums für Familie, Senioren, Frauen und Jugend, Stabstelle Flüchtlingspolitik (BMFSFJ, 2017) werden Mindeststandards aufgezählt, die den Menschen eine würdige Unterbringung gewährleisten soll.

- „Die Mindestwohnfläche pro Person beträgt 7 Quadratmeter, (angesichts des starken Zugangs von Asylsuchenden wurde diese Regelung zunächst auf zwei Jahre befristet ausgesetzt, so dass es zurzeit nur 4,5 Quadratmeter sind).

- Es muss separate Frauenbereiche geben, die von weiblichem Personal bewacht werden sollen.
- Eine ausreichende Nutzungsmöglichkeit des öffentlichen Nahverkehrs muss gewährleistet sein.
- Nach Geschlechtern getrennte Sanitäranlagen müssen vorhanden sein.
- Die Unterkunft soll in einem im Zusammenhang bebauten Ortsteil oder in Anschluss daran eingerichtet sein, um eine Teilhabe am gesellschaftlichen Leben zu ermöglichen.
- Es soll mindestens ein Gemeinschaftsraum vorhanden sein.
- Es soll eine Außenanlage zur Freizeitgestaltung vorhanden sein.
- Bei der Unterbringung von Kindern soll es mindestens einen abgetrennten Raum geben, der zum Spielen und zum Erledigen der Hausaufgaben genutzt werden kann.
- Alle Bewohner sowie Mitarbeiter müssen Zugang zu einer externen, betreiberunabhängigen, neutralen Beschwerde- und Beratungsstelle haben.
- Die Bewohner müssen Informationen zu ihren Rechten erhalten.
- Es muss durch die Betreiber der Unterkunft sichergestellt sein, dass den Betroffenen jederzeit eine feste Ansprechperson sowie unabhängige, qualifizierte Dolmetscher und Kultur- und Sprachmittle zur Verfügung stehen und den Bewohnern bekannt sein.
- Es muss eine interne Beschwerdestelle eingerichtet werden.
- Ein niederschwelliges Kurs- und Beratungsangebot muss etabliert werden." BMFSFJ, 2017)

Teilweise werden die Asylbewerber auch in Containern, Zelten und Kasernen untergebracht. Die Ausstattung ist funktionell und mit dem Notwendigsten bestückt. Zudem konnten auch einige Asylbewerber in Wohnungen untergebracht werden.

Da das Asylverfahren Monate bis Jahre dauern kann, sind gerade in Gemeinschaftsunterkünften Konflikte zu erwarten. Die Menschen leben für sehr lange Zeit auf engem Raum miteinander, haben traumatische Erlebnisse erfahren und dürfen zum Teil keiner geregelten Arbeit nachgehen. Ihre Zukunftsperspektive ist ungewiss, die Angst vor einer möglichen Abschiebung und der Zustand der Deprivation verstärken sich. Auch die Teilhabe am gesellschaftlichen Leben erweist sich als problematisch. Trotz des großen bürgerlichen Engagements sehen sich die Asylbewerber Vorurteilen, Ängsten und Anfeindungen seitens der Bevölkerung ausgesetzt. Gleichzeitig kann es aufgrund unterschiedlicher kultureller Prägung zu Missverständnissen und bisweilen auch zu Übergriffen seitens der Asylbewerber kommen.

2.4.5   Integrationsmaßnahmen für Flüchtlinge

Im gesamten Bundesgebiet werden Projekte angeboten, die es den Asylbewerbern möglich machen, sich einzuleben und die Kultur und Sprache besser zu verstehen. Alle Projekte sind im so genannten Projektatlas von 2018 aufgeführt. Eine Integrationsmaßnahme ist dabei ein Integrationskurs, welcher aus einem Sprachkurs und einem Orientierungskurs besteht. Beide werden hauptsächlich in Vollzeit, aber auch in Teilzeit absolviert. Vor dem Integrationskurs wird ein Einstufungstest durchgeführt, um die Lernvoraussetzungen zu ermitteln. Es wird zwischen einem allgemeinen Integrationskurs mit 700 bis 1000 Unterrichtseinheiten und einem Intensivkurs mit 430 Unterrichtseinheiten unterschieden. Letzterer wird für Personen mit guten Lernvoraussetzungen angeboten. Der Sprachkurs schließt mit der Prüfung „Deutsch-Test für Zuwanderer" (DTZ) ab. Ziel ist das Erreichen des B1-Niveaus, welches eine selbständige Sprachanwendung beschreibt. Die verschiedenen Sprachniveaustufen sind durch den Gemeinsamen Europäischen Referenzrahmen für Sprachen (GER) festgelegt. Die Niveaustufen sind folgendermaßen aufgeteilt:

1. A: Elementare Sprachverwendung

2. B: Selbstständige Sprachverwendung

3. C: Kompetente Sprachverwendung

Diese werden weiter unterteilt in A1, A2, B1, B2, C1 und C2. (Trim, North, Coste & Shiels, 2013, S. 34)

Auf B1-Niveau verfügt die Person

> „über genügend sprachliche Mittel, um zurechtzukommen; der Wortschatz reicht aus, um sich, wenn auch manchmal zögernd und mit Hilfe von Umschreibungen, über Themen wie Familie, Hobbys und Interessen, Arbeit, Reisen und aktuelle Ereignisse äußern zu können." (Trim, North, Coste & Shiels, 2013, S. 38)

Die Inhalte des Sprachkurses sind Themen des alltäglichen Lebens, wie Arbeit und Beruf, Aus- und Weiterbildung, Freizeitgestaltung, Einkaufen, Gesundheit und Hygiene, Medien und Wohnen. Außerdem wird das Schreiben von Briefen und E-Mails, das Ausfüllen von Formularen, das Telefonieren oder das Erstellen von Bewerbungsunterlagen unterrichtet. Sollte das B1-Niveau nicht erreicht werden, kann ein Antrag auf weitere 300 Unterrichtseinheiten gestellt werden. Bei Überschreitung von 1200 Unterrichtseinheiten müssen die Kosten selbst getragen werden.

Im Anschluss an den Sprachkurs folgt der Orientierungskurs. Er umfasst 100 Unterrichtseinheiten, kann aber auch als Intensivkurs mit 30 Unterrichtseinheiten besucht werden. (BAMF, 2017) Inhalte sind:

- „die deutsche Rechtsordnung, Geschichte und Kultur
- Rechte und Pflichten in Deutschland
- Formen des Zusammenlebens in der Gesellschaft
- Werte, die in Deutschland wichtig sind, zum Beispiel Religionsfreiheit, Toleranz und Gleichberechtigung von Frauen und Männern." (BAMF, 2017)

Der Orientierungskurs schließt mit dem Abschlusstest „Leben in Deutschland" ab. (BAMF, 2017)

Neben den allgemeinen Integrationskursen kommen noch weitere, spezielle Kurse hinzu. Hierzu gehören:

- Kurse mit Alphabetisierung

- Kurse für Zweitschriftlernende

- Kurse für Frauen

- Kurse für Eltern

- Kurse für junge Erwachsene

- Förderkurse

Alle Integrationskurse werden in verschiedenen Bildungseinrichtungen angeboten und sind kostenfrei.

2.4.6 Qualifikationsniveau der Flüchtlinge

Um den Zugang zum Arbeitsmarkt besser gestalten zu können, war es wichtig zu klären, welchen Bildungsstand und welche ausgeübten Berufe die Asylbewerber aus den Herkunftsländern haben. Eine Quelle hierzu fand sich beim Bundesamt für Migration und Flüchtlinge. Im ersten Halbjahr 2016 wurde dort durch das Forschungszentrum Migration, Integration und Asyl eine Befragung der Flüchtlinge hinsichtlich ihrer Sozialstruktur, des Qualifikationsniveaus und Berufstätigkeit durchgeführt. In einer Kurzanalyse stellen Neske und Rich die Vorgehensweise und die Ergebnisse der Befragung vor:

„Im ersten Halbjahr 2016 wurden rund 250.000 erwachsene Asylbewerber bei ihrer Asylerstantragstellung zu ihrer Qualifikation befragt. Einige der befragten Personen waren bereits 2015 eingereist, konnten aber erst 2016 ihren Asylantrag stellen. Mehr als 80 % aller Befragten machten Angaben zu Schulbildung und dem zuletzt ausgeübten Beruf. Die sogenannten „SoKo"-Daten („Soziale

Komponente") werden während der Asylerstantragstellung vom Bundesamt für Migration und Flüchtlinge (BAMF) auf freiwilliger Basis erhoben und geben u. a. einen groben Überblick über die Qualifikationsstruktur der Schutzsuchenden. Syrer machten mit 109.316 befragten Personen die deutlich größte Gruppe aus, gefolgt von Personen aus dem Irak (34.893) und Afghanistan (33.532). Rund 70 % der Befragten waren Männer, die meisten im Alter von 18 bis 26 Jahren. Der Frauenanteil ist gegenüber dem Jahr 2015 um 3,4 Prozentpunkte gestiegen. Unter Syrern wuchs der Frauenanteil mit knapp 10 Prozentpunkten überdurchschnittlich stark, aber auch unter Antragstellern aus dem Irak und Afghanistan waren deutlich mehr Frauen als im Vorjahr. Die meisten Befragten (31 %) gaben an, als höchste Bildungseinrichtung eine Mittelschule besucht zu haben. Danach folgen Gymnasium und Grundschule mit jeweils gut 21 %. 10 % hatten keine formelle Schulbildung und 17 % besuchten eine Hochschule. Frauen hatten häufiger als Männer keine formelle Schulbildung." (Neske &Rich, 2016, S. 1) „Von 201.046 erwachsenen Erstantragstellern, die die Frage zur zuletzt ausgeübten Tätigkeit beantworteten, gaben 64,1 % an, in ihrem Heimatland zuletzt einer bezahlten Tätigkeit nachgegangen zu sein. 5,6 % waren ohne Arbeit, und 30,3 % gaben an, keiner bezahlten Tätigkeit nachgegangen zu sein (Kategorie „Hausfrau, Rentner, Schüler, Student")." (Neske &Rich, 2016, S. 8) „Bei den im Herkunftsland zuletzt Erwerbstätigen war der Handwerksbereich mit 15 % der wichtigste Tätigkeitssektor, gefolgt von Dienstleistungen und Hilfstätigkeiten. Frauen arbeiteten in diesen Bereichen deutlich seltener, dafür stellten Lehrberufe bei ihnen die häufigste letzte Tätigkeit dar. Die durchschnittlich höchste Bildung hatten die insgesamt fast 13.000 Antragsteller, die zuletzt als Ingenieure oder in Lehr- und medizinischen Berufen gearbeitet haben. Die niedrigste Bildung hatten Antragsteller, die zuletzt in der Landwirtschaft, als Hilfskraft oder im Baugewerbe tätig waren. Ehemalige Handwerker, die den verhältnismäßig größten Teil der zuletzt erwerbstätigen Antragsteller ausmachten, besaßen ebenfalls ein unterdurchschnittliches Bildungsniveau." (Neske &Rich, 2016, S. 1)

Es wurden außerdem die Tätigkeitsbereiche mit der Bildungssituation kombiniert:

„Interessant bei den Berufsangaben ist nicht nur die Verteilung der Befragten auf die einzelnen Tätigkeitsbereiche, sondern auch die Kombination mit der angegebenen Bildungssituation und somit mit der zugrunde liegenden Qualifikation. Ob diese Qualifikation allerdings Voraussetzung für die Ausübung des Berufes war, kann dabei nicht ermittelt werden. Es lassen sich aber Weiterbildungsangebote besser planen, wenn sowohl die schulische als auch die berufliche Qualifikation bekannt sind. [Die] Abbildung […] [9] zeigt daher die Bildungsmittelwerte nach Tätigkeitsfeldern, um zu ermitteln, in welchen Tätigkeitsbereichen die meisten Personen mit hoher Bildung und in welchen die meisten Personen mit niedriger Bildung zuletzt gearbeitet haben. Die Bildungsmittelwerte entstehen durch Belegung der Bildungskategorien mit Werten (1 = keine formelle Schulbildung bis 5 = Hochschule). Über die Multiplikation dieser Werte mit dem Anteil der entsprechend Gebildeten je Berufsgruppe kann der Bildungsmittelwert je Tätigkeitsfeld errechnet werden." (Neske & Rich, 2016, S. 8)

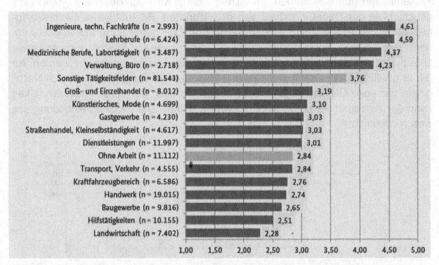

Abbildung 10: Bildungsmittelwerte der volljährigen Asylerstantragsteller aller Herkunftsländer im ersten Halbjahr 2016 nach Tätigkeitsfeldern. („SoKo"-Daten-
bank, 2016, zit. nach Neske & Rich, 2016, S. 8)

Hier werden unter anderem auch medizinische Berufe aufgeführt. Obgleich in dieser Darstellung auch die Befragung von Asylbewerbern aus sieben weiteren Ländern enthalten ist, kann davon ausgegangen werden, dass die Hauptherkunftsländer bezüglich der medizinischen Berufe vertreten sind.

2.4.7   Anerkennung ausländischer Abschlüsse

Grundsätzlich gibt es in Deutschland die drei zentralen Informationsangebote zum Thema „Anerkennung ausländischer Berufsqualifikationen". Hierzu gehören „anabin" von der Zentralstelle für ausländisches Bildungswesen der Kultusministerkonferenz, das Portal „Anerkennung in Deutschland" vom Bundesministerium für Bildung und Forschung sowie das „BQ-Portal" vom Bundesministerium für Wirtschaft und Energie. Das Verfahren zur Anerkennung verläuft in vier Schritten. Hierbei wird zwischen reglementierten Berufen, wie z. B. Gesundheits-, Sozial- oder Lehrberufe und nicht-reglementierten Berufen, wie etwa den dualen Ausbildungsberufen Bürokaufmann/-frau, Elektroniker/-in und andere unterschieden. Zunächst erfolgt ein Beratungsgespräch bei einem Ansprechpartner, der direkt über die Informationsportale ermittelt werden kann. Zusammen mit den Zeugnissen wird dann der Antrag persönlich vom Asylbewerber gestellt. Die Zeugnisse müssen von einem vereidigten Dolmetscher übersetzt werden. Die zuständige Stelle prüft, ob die vorliegende Qualifikation mit dem deutschen Referenzberuf im Wesentlichen übereinstimmen. Im letzten Schritt wird der Bescheid erteilt. Dies geschieht in der Regel innerhalb von drei Monaten. Besteht keine Gleichwertigkeit, kann der Antragsteller eine so genannte Externenprüfung absolvieren, um dementsprechend einen Berufsabschluss nachzuweisen. Besteht eine teilweise Gleichwertigkeit, kann der Antragsteller in den Bereichen eingesetzt werden, für die er qualifiziert ist. Durch Praktika und Nachqualifizierung kann auch im Nachhinein die volle Gleichwertigkeit beschieden werden. Bei voller Gleichwertigkeit kann der Antragsteller sofort in dem Beruf arbeiten. Die folgende Abbildung soll dies verdeutlichen.

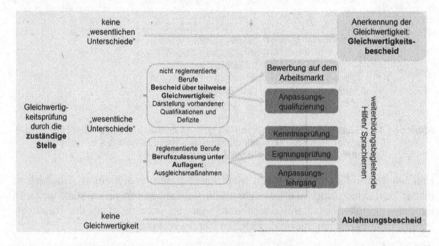

Abbildung 11: Ablauf des Anerkennungsverfahrens nach Bundesrecht. (Förderprogramm „Integration durch Qualifizierung (IQ)", 2018)

Die Voraussetzung für die Prüfung ist das Vorliegen der Zeugnisse und eines Identifikationsnachweises. Diese sind allerdings aufgrund der persönlichen Umstände durch die Flucht oftmals nicht vorhanden. Hier kann ebenfalls durch eine Qualifikationsprüfung im Rahmen des Gleichwertigkeitsverfahrens ein Zeugnis erworben werden. Bei Nichtvorliegen der Unterlagen verlängert sich das Verfahren deutlich, außerdem kann es zu einer erheblichen Erhöhung der Kosten führen, welche zwischen 200€ und 600€ betragen können. Zuschüsse können beantragt werden, wenn der Antragsteller bestimmte Voraussetzungen erfüllt. Hierzu gehören ein im Ausland erworbener Berufsabschluss und ein Verdienst von nicht mehr als 26000€ bei Alleinstehenden bzw. 40000€ bei Eheleuten. Der Antrag-

steller muss drei Monate in Deutschland leben und darf die Kosten nicht ander-
weitig erstattet bekommen.

Hat ein Flüchtling noch keinen beruflichen Abschluss, möchte aber eine Ausbildung beginnen, ist hierfür der Nachweis des im Herkunftsland erworbenen
Schulabschlusses erforderlich. Auch hier wird geprüft, ob dieser dem deutschen
Schulabschluss entspricht. Auch bei fehlenden Unterlagen ist die Anerkennung
von Schulabschlüssen möglich. Ähnlich, wie bei der Gleichwertigkeitsprüfung für
berufliche Abschlüsse wird je nach Bundesland eine Plausibilitätsprüfung durch
die zuständigen Behörden durchgeführt. Bei bestandener Prüfung erhält der Antragsteller dann ein Zeugnis über den erworbenen bzw. gleichwertigen Schulabschluss. Darüber hinaus sollte vom Ausbildungsträger eine Bescheinigung vorliegen, welche besagt, dass die Ausbildung befürwortet wird. Die Kosten für die
Anerkennung von Schulabschlüssen liegen bei ca. 100€.

2.4.8   Arbeitsmarktzugang

Grundsätzlich werden anerkannte Schutzberechtigte, die in den Arbeitsmarkt integriert werden sollen, von Jobcentern und Asylbewerber und geduldete Ausländer von Arbeitsagenturen betreut. In der ersten Statistik der Bundesagentur für
Arbeit vom Juni 2016 wurden folgende Daten ermittelt:

> „[...] 297.000 Geflüchtete [waren] als Arbeitsuchende gemeldet, von ihnen wa-
> ren 213.000 anerkannte Schutzberechtigte, 78.000 Asylbewerber und nur 6.000
> geduldete Ausländer. [...].Von den Flüchtlingen waren 131.000 arbeitslos. [...].
> Arbeitsuchende Flüchtlinge sind weit überwiegend männlich (76 Prozent) und
> zu einem großen Teil jünger als 30 Jahre (47 Prozent). Von ihnen haben 26
> Prozent keinen Hauptschulabschluss und 74 Prozent keine formale Berufsaus-
> bildung. 26 Prozent können Abitur bzw. Hochschulreife und 9 Prozent eine
> akademische Ausbildung vorweisen. Im Vermittlungs- und Beratungsgespräch
> legen Arbeitsvermittler und Arbeitsuchende einen ersten Zielberuf fest. Danach
> kommen von den Geflüchteten 58 Prozent für Helfertätigkeiten, 15 Prozent für
> Fachkraft- und Spezialistentätigkeiten und 4 Prozent für Expertentätigkeiten in
> Frage." (Bundesagentur für Arbeit, 2016, S. 1)

Grundvoraussetzung für den Zugang zum Arbeitsmarkt sind neben den rechtlichen Aspekten, wie dem Aufenthaltsstatus, die Sprachkenntnisse der Asylbewerber. Diese erwerben sie in den Integrationskursen oder auch durch den Kontakt zu Flüchtlingshelfern, deutschsprachigen Freunden oder auf dem Arbeitsmarkt.

Seit Juli 2016 gibt es vom Bundesministerium für Arbeit und Soziales. die Richtlinie für das Arbeitsmarktprogramm „Flüchtlingsintegrationsmaßnahmen", kurz
FIM. Diese soll die Wartezeit der Antragsteller durch eine sinnvolle und gemein-

wohlorientierte Beschäftigung überbrücken. Das Ziel hierbei ist, dass die Teil-
nehmenden Einblicke in das berufliche und gesellschaftliche Leben in Deutschland erhalten, Sprachkenntnisse erwerben und einen Beitrag zum Gemeinwohl
leisten.

> „Teilnehmen können arbeitsfähige, nicht erwerbstätige Leistungsberechtigte
> nach dem Asylbewerberleistungsgesetz, die das 18. Lebensjahr vollendet ha-
> ben und nicht der Vollzeitschulpflicht unterliegen. Dies gilt nicht für Leistungsbe-
> rechtigte [...], die aus einem sicheren Herkunftsstaat nach § 29a AsylG stam-
> men, sowie für geduldete und vollziehbar ausreisepflichtige Leistungsberechtig-
> te. [...] Die individuelle Teilnahmedauer beträgt für jeden Teilnehmenden bis zu
> sechs Monate bei einem Umfang von bis zu 30 Wochenstunden" (Bundesan-
> zeiger, 2016, S. 3)

Für die Tätigkeit wird eine Aufwandentschädigung von 80 Cent pro Stunde gezahlt. Eine weitere Vergütung gibt es nicht. Allerdings haben Ausbildung, Studium oder sozialversicherungspflichtige Beschäftigung Vorrang. Daher werden in
beratenden Gesprächen die Interessen, die Kompetenzen und die Qualifikation
der Asylbewerber ermittelt. Somit besteht die Möglichkeit, in einem Betrieb zu
hospitieren oder ein Praktikum zu absolvieren. Bei der Hospitation arbeitet der
Asylbewerber nicht mit, sondern schaut sich die Arbeitsabläufe an. Eine Genehmigung der Ausländerbehörde oder der Bundesagentur für Arbeit ist nicht erforderlich. Eine Vergütung wird nicht geleistet. Praktika hingegen bedürfen der Zu-
stimmung der Ausländerbehörde, da sie grundsätzlich einem Beschäftigungsver-
hältnis gleichgestellt sind. Ein Praktikum darf allerdings erst vier Monate nach
Asylantragsstellung angetreten werden. Für so genannte Pflichtpraktika oder
Praktika im Rahmen einer Berufsausausbildung ist eine behördliche Genehmigung nicht erforderlich.

Seit Dezember 2015 ist es für Flüchtlinge auch möglich, sich im Rahmen des
Bundesfreiwilligendiensts (BFD) beruflich zu orientieren. Dieses Sonderpro-
gramm „Bundesfreiwilligendienst mit Flüchtlingsbezug" ist vorerst bis Ende 2018
befristet. Die Einsatzbereiche liegen ausschließlich im sozial-karitativen oder ge-
meinnützigen Bereich. Eine Vergütung wird gezahlt; diese entspricht einem Taschengeld und kann je nach Einsatzbereich variieren. Allerdings wird die Vergütung in der Regel auf andere Leistungsbezüge angerechnet. Die Ziele des Pro-
gramms werden wie folgt benannt:

> „Flüchtlinge sollen bei der Integration in die Gesellschaft unterstützt werden.
> Der neue Bundesfreiwilligendienst mit Flüchtlingsbezug ist laut Familienministe-
> rium ein wichtiger Baustein für die nachhaltige Stärkung unserer Willkommens-
> kultur. Damit werde das Engagement für Flüchtlinge genauso wie das Engage-
> ment von Flüchtlingen gestärkt, die in Deutschland ein neues Zuhause finden
> wollen." (Bundesfreiwilligendienst, 2017)

Um an dem Programm teilnehmen zu können, ist eine Bewerbung erforderlich und es müssen bestimmte Voraussetzungen erfüllt sein. Dazu heißt es:

> „Das Bundesamt für Familie und zivilgesellschaftliche Aufgaben kann eine Vereinbarung aus dem Sonderprogramm abschließen,
>
> - wenn die Tätigkeitsbeschreibung des Einsatzplatzes einen Bezug zur Unterstützung von Asylberechtigten, Personen mit internationalem Schutz nach der Richtlinie 2011/95/EU oder Asylbewerbern erkennen lässt oder
>
> - wenn Asylberechtigte, Personen mit internationalem Schutz nach der Richtlinie 2011/95/EU oder Asylbewerber, bei denen ein rechtmäßiger und dauerhafter Aufenthalt zu erwarten ist, einen BFD absolvieren (Flüchtlinge).
>
> Bei Asylbewerbern, die aus einem sicheren Herkunftsland nach § 29a des Asylgesetzes stammen, wird vermutet, dass ein rechtmäßiger und dauerhafter Aufenthalt nicht zu erwarten ist; diese können daher keine BFD-Vereinbarung abschließen." (Bundesfreiwilligendienst, 2017)

Eine weitere Voraussetzung ist die Volljährigkeit der Teilnehmer.

Hospitationen, Praktika und Bundesfreiwilligendienst sind gute Optionen, eine berufliche Ausbildung zu beginnen und sich somit eine bessere Perspektive zu schaffen.

> „Der übergangsförderliche Einfluss von Praktika konnte bereits in vielen Studien zum Übergang in Ausbildung herausgearbeitet werden: Durch Praktika können Jugendliche nicht nur betriebliche und berufliche Erfahrungen sammeln, sondern sie geben ihnen auch die Möglichkeit, ihre Fähigkeiten und Fertigkeiten unter Beweis zu stellen und so Betriebe von sich zu überzeugen." (Kohlrausch/Solga 2012; Solga/Kohlrausch 2013 zit. in Matthes, 2018, S. 29).

Nach dem Integrationsgesetz von 2016 wird für die Dauer der Berufsausbildung in einem staatlich anerkannten oder vergleichbar geregelten Ausbildungsberuf eine Duldung erteilt. Ausgenommen sind Straffällige und Ausländer aus sicheren Herkunftsstaaten. Nach erfolgreichem Ausbildungsabschluss wird die Duldung bei Bedarf für sechs Monate zur Arbeitssuche verlängert und bei Erfolg ein Aufenthaltsrecht für zwei Jahre erteilt. Dass das Interesse an Praktika und einer beruflichen Ausbildung groß ist und Anstrengungen, einen Ausbildungsplatz zu bekommen, erfolgreich sind, zeigen die Ergebnisse der BA/BIBB-Migrationsstudie 2016. In dieser Studie wurde die Situation von Bewerberinnen und Bewerbern mit Fluchthintergrund und einer Staatsangehörigkeit nichteuropäischer Asylzugangsländer betrachtet. Folgende Aussagen konnten unter anderem durch die Studie getätigt werden:

„Fast einem Drittel der Bewerber/-innen mit Fluchthintergrund und einer Staatsangehörigkeit nichteuropäischer Asylzugangsländer gelang der Übergang in die
duale Ausbildung. 31 Prozent der geflüchteten Bewerber/-innen mit einer
Staatsangehörigkeit aus nichteuropäischen Asylzugangsländern hatten eine
duale Ausbildungsstelle aufgenommen und weitere 3 Prozent absolvierten eine
vollqualifizierende schulische Ausbildung oder ein Studium. Mit 15 Prozent fal-
len die Anteile jener Personen verhältnismäßig hoch aus, die sich zum Befragungszeitpunkt in einem Deutsch- oder Integrationskurs und damit noch in der
Vorbereitungsphase auf eine Ausbildung befanden. [...] Drei Viertel der Bewer-
ber/-innen mit Fluchthintergrund und einer Staatsangehörigkeit aus nichteuropäischen Asylzugangsländern, die sich zum Befragungszeitpunkt nicht in einer
betrieblichen Ausbildung befanden, plant künftig den Beginn einer betrieblichen
Ausbildung. Seltener Interesse an einer betrieblichen Ausbildung zeigen Personen, die zum Befragungszeitpunkt jobbten oder arbeiteten. Sie planten besonders häufig, weiterhin arbeiten zu gehen, um Geld zu verdienen.

66 Prozent der Bewerber/-innen, die sich zum Befragungszeitpunkt in einer betrieblichen Ausbildung befanden, hatten mindestens ein Praktikum absolviert
und knapp 30 Prozent in einem Betrieb zur Probe gearbeitet." (Matthes et al.,
2018, S. 5-17)

Die Voraussetzung, eine Ausbildung zu beginnen bzw. als „ausbildungsreif" im
Sinne der Bundesagentur für Arbeit zu gelten, ist insbesondere das Sprachniveau der Flüchtlinge. Hier wünschten sich die Teilnehmer mehr Unterstützungs-
angebote.

„Der dringendste Unterstützungsbedarf besteht ihren Angaben zufolge beim Erlernen der deutschen Sprache. Wenngleich die Befragten aufgrund ihrer Registrierung als Bewerber/-innen offiziell als „ausbildungsreif" gelten und somit auch
über ausreichende Deutschkenntnisse verfügen müssten, äußerte fast jede
bzw. jeder Zweite den Wunsch nach mehr Unterstützung in diesem Bereich.
Auch von den Geflüchteten, die erfolgreich in eine vollqualifizierende Ausbildung oder ein Studium eingemündet waren, wünschten sich dies immerhin 43
Prozent. [...] Unabhängig von ihrem Erfolg bei der Ausbildungsplatzsuche
wünschte sich rund ein Viertel der Geflüchteten zudem mehr schulische Vorbereitung und einen Überblick über finanzielle Hilfen. Aufschlussreich ist die
Rückmeldung von rund 30 Prozent der Befragten, die mehr Hilfe bei Behörden
bzw. dem Umgang mit diesen benötigt hätten." (Matthes et al., 2018, S. 37)

Seit dem 01. Dezember 2016 läuft das Projekt „Care for integration" des Landes
Nordrhein-Westfalen. Ziel dieses Projektes ist es, Flüchtlingen eine Ausbildung in
der Altenpflege zu ermöglichen. Eine Auswertung ist nach 30 Monaten geplant
und steht daher noch aus.

Obgleich Betriebe mittlerweile Flüchtlinge ausbilden, existieren nach wie vor Vorbehalte und Unsicherheiten. Diese sollen im nächsten Punkt erläutert werden.

2.4.9 Voraussetzungen für die Beschäftigung von Flüchtlingen aus Sicht der Unternehmen

Im Juni 2016 haben der UNHCR und die OECD eine Dialogveranstaltung ins Leben gerufen, auf welcher die Erfahrungen und Erkenntnisse von Arbeitgebern aus ganz Europa, die Flüchtlinge beschäftigen, ausgetauscht wurden. Hierbei wurde deutlich, dass der Wunsch, Flüchtlinge zu beschäftigen, generell mit Unsicherheit verbunden ist:

> „Obwohl sich der Gesetzesrahmen in den einzelnen Ländern unterscheidet, wiesen die Unternehmen während der Gespräche doch immer wieder auf die gleichen Hindernisse hin: Unsicherheit über rechtliche Rahmenbedingungen und Aufenthaltsdauer, fehlende Informationen über die vorhandenen Kompetenzen, Ausbildungs- und Beschäftigungskosten und mangelnde wirtschaftliche Anreize sowie negative Einstellungen und falsche Erwartungen." (UNHCR & OECD, 2016, S. 3)

In den Gesprächen formulierten Arbeitgeber und Arbeitgeberverbände Bereiche, in denen Hindernisse sichtbar wurden, die hauptsächlich zu Unsicherheiten führten. Die rechtlichen Aspekte, Regelungen und Vorschriften wie Aufenthaltsstatus, Arbeitserlaubnis und der ungeklärte Ausgang des Asylverfahrens führten vermehrt zu der Entscheidung, eher keine Flüchtlinge auszubilden oder einzustellen. Weitere Gesichtspunkte, die zu einer geringeren Ausbildungs- und Einstellungsrate führten, waren unzureichende Sprachkenntnisse, die Qualifikation und Kompetenzen bezüglich der Arbeitsmarktanforderungen, eventuell entstehende Zusatzkosten sowie die Befürchtung, aufgrund der kulturellen Diversität auf ablehnendes Verhalten und Diskriminierung seitens der Mitarbeiter und der Öffentlichkeit zu stoßen. Vor diesem Hintergrund wurden Bedingungen benannt, die zu einer Verbesserung der Situation für die Betriebe und letztendlich auch für die Flüchtlinge führen sollten.

Hierzu gehörten Informationen, die einfach zugänglich sind und Orientierungshilfen bieten. Insbesondere die Zusammenarbeit zwischen staatlichen Stellen und den Sozialpartnern sowie ein eindeutiger gesetzlicher und administrativer Rahmen wurden hierbei angesprochen Die Arbeitgeber wünschten sich direkte Ansprechpartner in den zuständigen Behörden, die für individuell auftretende Fragen zur Verfügung stehen. Das bisherige Angebot an Informationen sei zu allgemein gehalten und wende sich nicht direkt an die Arbeitgeber. Auch seien die gesetzlichen Vorgaben nicht transparent genug oder widersprächen sich sogar. Ein weiterer Bereich wurde als wirtschaftliche Argumentation bezeichnet. Hierbei

wurde der Wunsch geäußert, Untersuchungen durchzuführen, in wie weit die Beschäftigung von Flüchtlingen sich positiv auf die wirtschaftliche Situation und die
kulturelle Vielfalt im Unternehmen auswirkt. In Deutschland wurde daher der Aufgabenbereich der seit 2013 bestehenden Koordinierungsstelle Ausbildung und
Migration (KAUSA) im Hinblick auf die Integration der Geflüchteten in Ausbildung
erweitert. Sie berät Selbstständige, Jugendliche und Eltern mit Migrationshintergrund in allen Fragen die duale Ausbildung betreffend. Ferner wurde das Anlie-
gen geäußert, ein Verfahren zur Feststellung der Kompetenzen von Flüchtlingen
zu entwickeln, um sie ihrer Qualifikation entsprechend einsetzen zu können. In
Deutschland wird ein solches Verfahren z. B. durch den Facharbeitskreis „Kom-
petenzfeststellung im Netzwerk" „Integration durch Qualifizierung (IQ)" bereitgestellt. Hervorgehoben wurde auch die Einführung eines Diversitymanagements in
die Unternehmen, um alle Mitarbeiter in den Prozess zu involvieren und auf die
Situation vorzubereiten. Seit 2006 gibt es in Deutschland die „Charta der Vielfalt",
die mittlerweile 2500 Unternehmen unterschrieben haben. Diese verpflichten
sich, ein Diversitymanagement zu implementieren und ein Arbeitsumfeld zu
schaffen, dass frei von Diskriminierung sein soll. Durch Schulungen und Projekte
sollen die Mitarbeiter und Führungskräfte für Formen der Diskriminierung sensibi-
lisiert, Handlungsbedarfe ermittelt und Lösungswege aufgezeigt werden. Zu den
Unternehmen gehören auch Einrichtungen aus der Altenpflege. Der Bedarf an
Sprachförderung und interkultureller Sensibilisierung wurde ebenfalls geäußert,
da Sprachbarrieren und kulturelles Unverständnis zu Missverständnissen führen
und damit ein gelungenes Miteinander beeinträchtigen können. Ein besonderer
Wunsch war der Dialog mit der Öffentlichkeit:

> „Alle betroffenen gesellschaftlichen Akteure sollten Teil dieses Dialogs sein,
> wobei sowohl über den positiven Beitrag von Flüchtlingen und Asylsuchenden
> als auch über die Herausforderungen, vor denen beide Seite stehen, offen dis-
> kutiert werden sollte. Wichtig ist es dabei, fremdenfeindlichen Tendenzen ent-
> gegenzuwirken. Leitprinzip bei diesem Dialog sollte sein, dass Management
> und Politik gemeinsam die Werte einer offenen und vielfältigen Arbeitswelt her-
> ausstellen, die jedem Chancen eröffnet." (UNHCR & OECD, 2016, S. 3)

Es wird deutlich, dass auch Betriebe sich mehr Informationen und Unterstützung
wünschen, damit Flüchtlinge möglichst schnell eine berufliche Ausbildung beginnen und in den Arbeitsmarkt integriert werden können. In Deutschland gibt es
daher verschiedene Angebote und Informationsportale, die den Arbeitgebern helfen, sich besser zu orientieren. Trotz der Befürchtung, dass eine Beschäftigung
von Flüchtlingen negative Auswirkungen haben kann, sehen die Unternehmen
auch eine Chance, Fachkräfte zu generieren und mit Hilfe eines geeigneten Ma-
nagements wirtschaftliche und organisatorische Gewinne zu erzielen.

Im Folgenden soll nunmehr die Altenpflege in Deutschland dargestellt werden. Hierzu gehören die derzeitige Situation, die beruflichen Anforderungen sowie die Ausbildung hinsichtlich der gesetzlichen Bestimmungen und des Ablaufs.

3 Altenpflege in Deutschland

Die professionelle Altenpflege beschäftigt sich mit der Versorgung pflegebedürftiger Menschen. Anders als in der Krankenpflege handelt es sich um eine Langzeitversorgung, d. h. die Pflegekräfte begleiten die Menschen häufig über Jahre bis zum Tod. Im Vergleich zur Krankenpflege handelt es sich um eine recht junge Disziplin, die sich erst Mitte des 20. Jahrhunderts aus den bekannten Pflegeberufen entwickelte. Bis dahin wurden alte Menschen aus humanitären und religiösen Beweggründen gepflegt. Im Lehrbuch „Altenpflege" beschreibt Köther (2011, S. 994-997) die Versorgung und Entwicklung der alten Menschen dahingehend, dass die Versorgung hauptsächlich von den Familien übernommen wurde oder dass die Menschen in ein Wohnstift gingen. Mittellose, alleinstehende alte Menschen wurden in so genannten Siechen– oder Armenhäuser versorgt, wo sie gemeinsam mit Kranken und Armen zusammenlebten. Erst Ende des 19. Jahrhunderts wurden erste Alten – und Pflegeheime speziell für alte Menschen errichtet. Insbesondere nach dem zweiten Weltkrieg wurden viele Pflegeheime gebaut, da der Bedarf an stationärer Versorgung größer wurde. Die Pflege wurde meist durch ausgebildete Krankenschwestern und angelernte Stationshilfen durchgeführt. Diese hatten in Kurzlehrgängen ein rudimentäres Wissen in den Bereichen Pflege und Medizin erworben. Erst Mitte der 60er Jahre entstand in Nordrhein-Westfalen ein erster Ausbildungsplan mit 600 Stunden theoretischen und praktischen Unterrichts über einen Zeitraum von einem Jahr. Bis zum Jahr 2000 gab es in Deutschland in jedem Bundesland unterschiedliche Ausbildungspläne. Darüber hinaus wurde die Altenpflege als Hilfsberuf der Krankenpflege angesehen Mit zunehmenden Forschungsergebnissen aus der Gerontologie und anderen Wissenschaften wie der Soziologie, der Psychologie und der Geragogik wurde deutlich, dass die korrekte Versorgung alter und kranker Menschen ein umfangreiches Fachwissen auf diesem Gebiet erforderlich machte.

Durch die zunehmende Zahl von Pflegebedürftigen stieg auch die Nachfrage nach ausgebildetem Fachpersonal. Mit der Pflegeversicherung wurde im Jahr 1995 die fünfte Säule der Sozialversicherung in Deutschland eingeführt. Das darin enthaltene Gesetz zur Qualitätssicherung und zur Stärkung des Verbraucherschutzes in der Pflege (Pflege-Qualitätssicherungsgesetz – PQsG) wurde kontinuierlich weiter entwickelt und verlangt ausgebildete Pflegefachkräfte sowie eine stetige Weiterentwicklung der Pflegequalität. Hierzu gehören u. a. die Kenntnisse und die verbindliche Anwendung von Expertenstandards und die damit verbundene Versorgung nach neuesten wissenschaftlichen Erkenntnissen sowie Qualitätsprüfungen der Einrichtungen durch den Medizinischen Dienst der Krankenversicherung sowie der Heimaufsicht.

© Springer Fachmedien Wiesbaden GmbH, ein Teil von Springer Nature 2019
E. Strelow, *Flüchtlinge in der Altenpflegeausbildung*, Best of Pflege,
https://doi.org/10.1007/978-3-658-27347-7_3

Die Altenpflege findet in verschiedenen Settings statt. So werden die Pflegebedürftigen entweder stationär, also in einem Pflegeheim, teilstationär, d. h. in einer
Tages– bzw. Nachtpflegeeinrichtung oder ambulant, in der eigenen Häuslichkeit,
versorgt. Daneben gibt es mittlerweile auch Wohngemeinschaften, in denen z. B.
demenzkranke Menschen versorgt werden. Das Statistische Bundesamt (2017,
S. 8 - 18) gibt an, dass 2015 13300 ambulante Pflegedienste und 13600 Pflegeheime existierten. Im Dezember 2015 waren knapp 2,9 Millionen Menschen pflegebedürftig. 2.076.877 Pflegebedürftige wurden ambulant versorgt. 1.384.604
Pflegebedürftige wurden hierbei ausschließlich durch Angehörige und 692.273
Menschen gemeinsam mit ambulanten Pflegediensten versorgt. 783.416 Pflegebedürftige lebten im Pflegeheim.

Auch wenn mehr Pflegebedürftige in der eigenen Häuslichkeit versorgt werden,
arbeitet der überwiegende Anteil der Pflegekräfte im stationären Bereich. Die
Abbildung 12 zeigt die Personalverteilung (in 1000) im Zeitraum von 2014 bis
2016 in Hinblick auf die Einrichtungsart und das Geschlecht.

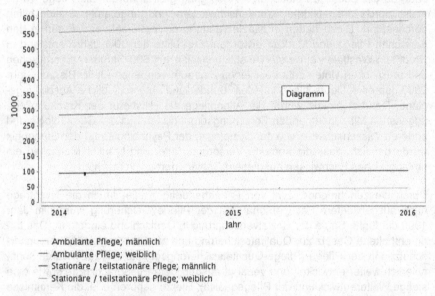

--- Ambulante Pflege; männlich
--- Ambulante Pflege; weiblich
--- Stationäre / teilstationäre Pflege; männlich
--- Stationäre / teilstationäre Pflege; weiblich

Abbildung 12: Gesundheitspersonal Deutschland, Jahre, Einrichtungen, Geschlecht.
               (Statistisches Bundesamt, 2018)

Es zeigt sich ebenfalls, dass der Anteil an weiblichen Pflegepersonen deutlich
höher ist als an männlichen Pflegekräften. Die Gründe hierfür sind vielfältig und
können im Rahmen dieser Arbeit nicht umfänglich erklärt werden. Sicherlich kann
aber die Aussage getroffen werden, dass der Pflegeberuf, insbesondere im Be-

reich der Altenpflege, aufgrund der historischen Entwicklung eine Frauendomäne wurde, die noch immer von vielen Männern als unattraktiv empfunden wird. Altenpflege ist eine Dienstleistung, die nach wie vor mit einem Imageproblem zu kämpfen hat. Die Stereotypen, die mit dem Berufsbild der Altenpflege verknüpft sind, werden nur langsam verändert. Obgleich es unverkennbar ist, dass die bis dahin geäußerte Meinung, dass jeder pflegen könne, schwerlich aufrechterhalten werden kann, wird u. a. versucht, Quereinsteiger in dieses Berufsfeld zu integrieren, um dem Fachkräftemangel in der Pflege entgegenzuwirken. So ist in einer Pressemitteilung des Deutschen Pflegerats zu lesen:

> „Der Deutsche Pflegerat e.V., Bundesarbeitsgemeinschaft des Pflege- und Hebammenwesens (DPR), bewertet den Vorschlag der Bundeskanzlerin, zukünftigen Pflegepersonalbedarf durch Hartz IV-Empfänger zu decken, als politisch falsch und gefährlich. [...] Ingenieure werden von der Kanzlerin im Interview als Fachkräfte bezeichnet, Pflegekräfte aber seien durch Hartz IV-Empfänger zu ersetzen. Damit qualifiziert die Kanzlerin pauschal alle Pflegekräfte als Nicht-Fachkräfte ab." (Deutscher Pflegerat, 2010)

Hinzu kommt, dass Pflege überwiegend im häuslichen Bereich stattfindet und hauptsächlich von Frauen getätigt wird. So erscheint diese Tätigkeit weniger als Beruf im professionellen Sinn denn als haushaltsnahe Verrichtung, als Akt der Nächstenliebe und der Berufung.

> „In der öffentlichen Meinung [...] handelt es sich bei der Altenpflege um eine Arbeit, für die im Wesentlichen „Jedefrau - Qualifikationen" ausreichen. [...] Bei beruflicher Pflege wird oftmals immer noch auf ein humanistisch– idealistisches Verständnis von Beruf im Sinne von „Berufen sein" abgehoben. Die Berufsentscheidung wird als Berufung zu karitativer Dienstleistungsarbeit und der Pflegeberuf zum „Eignungsberuf" für „charismatische Persönlichkeiten" hochstilisiert. Dabei wird häufig unterstellt, dass Berufsinhaber besonders tugendhaft und selbstlos seien und der Berufseinstieg aus moralisch– ethischen Prinzipien erfolge. (Voges, 2002, S. 23)

Um in der Pflege arbeiten zu können, werden Eigenschaften wie Empathie, Hilfsbereitschaft und Fürsorge erwartet. Eigenschaften, die eher Frauen zugesprochen werden als Männern.

> „In die Institutionalisierung eines Fähigkeitsprofils als Beruf fließen normative Vorstellungen und Rollenbilder ein, die ihm eine geschlechtsspezifische Ausrichtung geben. Von daher kann das Berufssystem als das wesentliche Instrument zur Konstruktion von Geschlecht als soziale Kategorie (>gender<) angesehen werden. Durch die (Berufs-) Ausbildung werden die künftigen Erwerbspersonen zugleich an das gesellschaftliche Geschlechterverhältnis angepasst. Dementsprechend werden Frauen auf personenbezogene Arbeit in haushaltsnahen Berufen und Männer auf sachbezogene Arbeit in haushaltsfernen Beru-

fen verwiesen. Dadurch werden der gesamte Berufsverlauf und die Erwerbs-
chancen als Frau oder Mann mitstrukturiert." (Voges, 2002, S. 29)

Durch die berufliche Geschlechtersegregation gibt es nach wie vor typische
Männer– und Frauenberufe. Dies hat sich im Laufe der Zeit unwesentlich verändert.

> „Gerade auf dem deutschen Arbeitsmarkt erweist sich die Geschlechtersegre-
> gation als erstaunlich stabil. […] Im Jahr 2009 waren 49 Prozent der Männer
> und 36 Prozent der Frauen in Berufsgruppen tätig, in denen über 80 Prozent
> Personen des eigenen Geschlechts beschäftigt waren. (Busch, 2013, S. 20)

Dieses Verhalten scheint sich stetig zu reproduzieren.

> „Die menschliche Persönlichkeit entwickelt sich demnach nicht gesellschafts-
> frei, sondern immer in einer konkreten Lebenswelt, die gesellschaftlich – histo-
> risch vermittelt ist. Durch die Sozialisation entwickeln die Menschen spezifische
> Einstellungen zum sozialen Handeln. Die Struktur einer Gesellschaft beeinflusst
> die Sozialisation, und die Sozialisationsprozesse tragen dazu bei, die funktiona-
> le Integration einer Gesellschaft aufrecht zu erhalten indem sie den einzelnen
> Individuen die notwendigen Fähigkeiten, Fertigkeiten und die Motivation zu an-
> gemessenem Handeln in den gesellschaftlichen Institutionen vermitteln". (Geu-
> len, 2001, S. 124 zit. In Busch, 2013, S. 40)

Auch die Ausbildungs– und Qualitätsoffensive in der Altenpflege von 2012 hat
nur wenig an den Zahlen geändert. Neben der unzureichenden Vergütung und
dem nach wie vor geringen Ansehen der Altenpflege gelten Männer in Frauenbe-
rufen als unmännlich. Auch dies sind Gründe dafür, dass Männer sich eher für
andere Berufe entscheiden. Dabei ist schon in Hinblick auf die Respektierung der
geschlechtlichen Identität der Pflegebedürftigen der Einsatz von männlichen Al-
tenpflegern erforderlich. Kossatz (2012, S. 5) beschreibt dies treffend mit der
Aussage „Gendergerechte Pflege ist gendersensible Pflege". Denn auch die
Pflegebedürftigen haben ein geprägtes Rollenverständnis, dem Rechnung getragen werden muss.

> Die Motivation, dennoch eine Ausbildung in der Altenpflege zu beginnen, liegt
> unter anderem in dem Wunsch begründet, helfen zu können, mit Menschen zu
> arbeiten und einen sicheren Arbeitsplatz zu haben. Des Weiteren tragen Erfah-
> rungen während des Bundesfreiwilligendienstes, eines Praktikums aber auch
> Erlebnisse im familiären Bereich zur Berufsentscheidung bei.

3.1 Die Altenpflegeausbildung

Seit 2003 ist die Altenpflege ein anerkannter Gesundheitsfachberuf mit einem geriatrisch–pflegerischen sowie sozialen–pflegerischen Profil. Es gibt eine bundesweit einheitliche Berufsausbildung, die in der Regel drei Jahre umfasst und mit einem staatlichen Examen abschließt.

Die Ausbildung in der Altenpflege unterliegt dem Gesetz über die Berufe in der Altenpflege (Altenpflegegesetz) sowie der Altenpflege - Ausbildungs- und Prüfungsverordnung. Die Ausbildung gliedert sich auf in einen theoretischen Teil von 2100 Stunden und in einen praktischen Teil von 2500 Stunden. Der theoretische Unterricht findet in Altenpflegeschulen statt, die praktische Ausbildung wird in stationären oder ambulanten Pflegeeinrichtungen absolviert. Zusätzlich werden Praktika geleistet. Theorie und Praxis wechseln sich ab, so dass die Auszubildenden für eine bestimmte Zeit in der Schule sind und im Anschluss in die Praxis gehen. Mittlerweile kann die Pflegeausbildung auch in einem dualen Studium erfolgen. Diese grundständigen Pflegestudiengänge werden deutschlandweit angeboten, dauern meist vier Jahre und schließen mit einem Bachelorabschluss ab. Da der Fokus dieser Arbeit auf der nichtakademisierten Altenpflegeausbildung liegt, wird auf die Studiengänge in der vorliegenden Arbeit nicht näher eingegangen.

Um eine Ausbildung zum Altenpfleger zu beginnen, sind Zugangsvoraussetzungen zu beachten. Diese sind:

- ein Realschulabschluss oder ein anderer als gleichwertig anerkannter Bildungsabschluss oder
- eine andere abgeschlossene zehnjährige Schulbildung, die den Hauptschulabschluss erweitert oder
- ein Hauptschulabschluss und ein Abschluss in einer anderweitigen mindestens zweijährigen Berufsausbildung oder
- ein Hauptschulabschluss und der anerkannte Abschluss einer Ausbildung in der Krankenpflegehilfe oder Altenpflegehilfe oder
- eine andere abgeschlossene zehnjährige allgemeine Schulbildung.

Für die Ausbildung von Flüchtlingen sind auch die Sprachkenntnisse für einen Zugang von Bedeutung. Das Sprachniveau sollte mindestens bei B1 liegen, um dem Unterricht folgen zu können. Hier sollte die Ausbildung durch sprachfördernde Maßnahmen begleitet werden. Einige Schulen folgen dem europäischen Referenzrahmen und legen als Zugangsvoraussetzung das Sprachniveau bei B2 fest.

Ein Mindestalter ist nicht vorgegeben. Ein Attest über die gesundheitliche Eignung muss vorliegen. Die Ausbildung kann in Voll- oder Teilzeit durchgeführt werden. Besitzt ein Teilnehmer keinen Realabschluss, so kann er im ersten Ausbildungsjahr seinen Abschluss als Altenpflegehelfer absolvieren. Bei bestandener Prüfung mit einem guten Notendurchschnitt, der in der Regel die Note 2,4 betragen muss, kann die Ausbildung verkürzt, d. h. in zwei Jahren durchgeführt werden.

Die Auszubildenden erhalten vom Träger der praktischen Ausbildung einen Ausbildungsvertrag, die Vergütung ist bundesweit tariflich festgelegt.

Im Abschnitt 2 des Altenpflegegesetzes sind die Ziele der Ausbildung formuliert.

- „Die Ausbildung in der Altenpflege soll die Kenntnisse, Fähigkeiten und Fertigkeiten vermitteln, die zur selbständigen und eigenverantwortlichen Pflege einschließlich der Beratung, Begleitung und Betreuung alter Menschen erforderlich sind. Dies umfasst insbesondere:
- die sach- und fachkundige, den allgemein anerkannten pflegewissenschaftlichen, insbesondere den medizinisch-pflegerischen Erkenntnissen entsprechende, umfassende und geplante Pflege,
- die Mitwirkung bei der Behandlung kranker alter Menschen einschließlich der Ausführung ärztlicher Verordnungen,
- die Erhaltung und Wiederherstellung individueller Fähigkeiten im Rahmen geriatrischer und gerontopsychiatrischer Rehabilitationskonzepte,
- die Mitwirkung an qualitätssichernden Maßnahmen in der Pflege, der Betreuung und der Behandlung,
- die Gesundheitsvorsorge einschließlich der Ernährungsberatung,
- die umfassende Begleitung Sterbender,
- die Anleitung, Beratung und Unterstützung von Pflegekräften, die nicht Pflegefachkräfte sind,
- die Betreuung und Beratung alter Menschen in ihren persönlichen und sozialen Angelegenheiten,
- die Hilfe zur Erhaltung und Aktivierung der eigenständigen Lebensführung einschließlich der Förderung sozialer Kontakte und
- die Anregung und Begleitung von Familien- und Nachbarschaftshilfe und die Beratung pflegender Angehöriger.

Darüber hinaus soll die Ausbildung dazu befähigen, mit anderen in der Altenpflege tätigen Personen zusammenzuarbeiten und diejenigen Verwaltungsarbeiten zu erledigen, die in unmittelbarem Zusammenhang mit den Aufgaben in der Altenpflege stehen." (AltPflG, 2017, S. 5)

Während der Praxiseinsätze sollen die Auszubildenden von Praxisanleitern begleitet werden, um den Theorie – Praxis – Transfer zu gewährleisten. Die Praxisanleiter müssen die Qualifikation in Form einer Weiterbildung mit einem Umfang von 200 Stunden erlangt haben. Die Auszubildenden werden einmal pro Jahr von einer Lehrkraft der Altenpflegeschule besucht und benotet. Die Note fließt in die Examensnote mit ein.

Die theoretische Ausbildung ist in Lernfelder mit einer bestimmten Stundenzahl aufgeteilt, die der Ausbildungs– und Prüfungsverordnung zu entnehmen sind. Insgesamt gibt es vier übergeordnete Lernfelder, die wiederum weiter aufgesplittet sind. Die Lernfelder berücksichtigen die Aufgaben und Konzepte in der Altenpflege, Unterstützung alter Menschen bei der Lebensgestaltung, die rechtlichen und institutionellen Rahmenbedingungen altenpflegerischer Arbeit sowie die Altenpflege als Beruf. Während der theoretischen Ausbildung werden Leistungsnachweise erbracht; die Form, die Anzahl und die Inhalte werden von den Schulen bestimmt. Die hieraus resultierenden Noten fließen ebenfalls in die Examensnote mit ein. Das Examen besteht aus drei Prüfungsleistungen, die in Form einer schriftlichen, einer praktischen und einer mündlichen Prüfung geleistet werden. Bei der mündlichen Prüfung ist ein Mitarbeiter der zuständigen Behörde anwesend. Bei bestandener Prüfung erhält der Auszubildende ein Zeugnis und eine Urkunde, die die Bezeichnung „Altenpflegerin" bzw. „Altenpfleger" trägt.

Ab Januar 2020 wird die Pflegeausbildung grundlegend geändert. Dies betrifft auch die Altenpflegeausbildung, die es dann in der jetzigen Form nicht mehr geben wird. Eine genaue Beschreibung der Änderungen bzw. eine Erläuterung des Gesetzes ist nicht Bestandteil dieser Arbeit.

3.2   Berufliche Anforderungen

Die Anforderungen in der Altenpflege sind hoch und die Aufgabengebiete umfangreich. Mittlerweile arbeiten Altenpfleger in Krankenhäusern, in der außerklinischen Intensivpflege, in Rehabilitationseinrichtungen, in psychiatrischen Kliniken sowie in stationären, teilstationären oder ambulanten Einrichtungen. Sie benötigen ein umfangreiches Wissen bezüglich der geriatrischen Erkrankungen, der palliativen Versorgung, der rechtlichen Bedingungen, der Pharmakologie sowie der Geragogik. Altenpfleger wirken bei der Behandlung mit und führen die ärztlichen Verordnungen durch. Sie arbeiten im Team, ermitteln den Hilfebedarf der Pflegebedürftigen, planen und koordinieren die Pflege und leiten Hilfskräfte und Angehörige an. Hinzu kommen die Beratung und Schulung der alten Menschen sowie deren Angehöriger. Die hierfür benötigten Kompetenzen werden unter dem Begriff „berufliche Handlungskompetenz" subsumiert.

„Berufliche Handlungskompetenz ist die Fähigkeit und Bereitschaft des Menschen, in beruflichen Situationen sach– und fachgerecht, persönlich durchdacht und in gesellschaftlicher Verantwortung zu handeln, d. h. anstehende Probleme zielorientiert auf der Basis angeeigneter Handlungsschemata selbstständig zu lösen, die gefundenen Lösungen zu bewerten und das Repertoire seiner Handlungsschemata weiterzuentwickeln. Berufliche Handlungskompetenz umschließt die Komponenten Fachkompetenz, Humankompetenz und Sozialkompetenz." (Bader, 2000 zit. in Sahmel, 2009, S. 15)

Neben dem Fachwissen sind somit auch persönliche und soziale Eigenschaften wichtig, um den Anforderungen gerecht zu werden. Der Umgang mit der zu versorgenden Klientel erfordert das Anwenden von Konzepten wie Validation, basale Stimulation, Kinästhetik oder Bobath. Gerade hier sind kommunikative Fähigkeiten sowie ein hohes Maß an Einfühlungsvermögen erforderlich. Betrachtet man die Altenpflege als physische und psychische Interaktion mit pflegebedürftigen Menschen, so wird deutlich, dass die Ausgestaltung dieses Berufes auch mit körperlichen und seelischen Belastungen einhergeht. Altenpfleger arbeiten im Dienstleistungssektor, d. h. meist im Schichtdienst. Sie arbeiten somit auch nachts, am Wochenende und an Feiertagen, was gerade in Hinblick auf die Pflege der sozialen Kontakte im privaten Bereich problematisch anzusehen ist. Hinzu kommen körperliche Belastungen durch das Positionieren oder Heben von Pflegebedürftigen. Altenpfleger leiden daher insbesondere an Erkrankungen des Bewegungsapparates. Aber auch die emotionalen Belastungen sind hier zu erwähnen. Da es sich bei der Altenpflege um eine Langzeitpflege handelt, bauen die Pflegekräfte eine Beziehung zu den Pflegebedürftigen auf. Gleichzeitig begleiten die sie die Pflegebedürftigen bis zum Tod, was sich ebenfalls belastend auf die Gesundheit und hierbei auf die psychische Verfassung auswirken kann. Ferner haben es die Pflegekräfte auch mit unfreundlichem oder aggressivem Verhalten zu tun. So scheint es nicht verwunderlich, dass die Altenpflege mit zu den häufigsten Berufsgruppen zählt, die an einem Burn– out-Syndrom erkranken. Die europaweite NEXT Studie (nurses early exit study) erforschte in den Jahren 2002 / 2003 den vorzeitigen Ausstieg aus dem Pflegeberuf. Eine Auswertung zur Situation der Altenpflege in Deutschland aus dem Jahr 2005 (Simon et al., 2005, S. 11-13) beschreibt weitere Belastungsfaktoren, wie u. a. die physikalische Exposition durch Gefahrstoffe, die Infektionsgefährdung durch Keime, Lärm und unangenehme Temperaturen. Hinzu kommen Zeitmangel, geringe Einflussmöglichkeiten bezüglich der Arbeit sowie die Unzufriedenheit mit der Vergütung.

Ebenso geraten die Pflegekräfte durch die körpernahe Versorgung mit Sexualität in Berührung. Gerade für Auszubildende kann dies eine Grenzerfahrung bedeuten, wenn sie im Umgang mit dem anderen Geschlecht unerfahren und unsicher sind.

Die derzeitige berufliche Verweildauer liegt bei 8,4 Jahren. Gerade in Hinblick auf den Pflegenotstand ist dies eine ungünstige Entwicklung, die es erforderlich macht, die verschiedenen beruflichen Belastungsfaktoren zu minimieren. Um grundsätzlich neue Pflegekräfte für die Altenpflege zu gewinnen, muss der Beruf in allen Bereichen attraktiver gestaltet werden. Welche Auswirkungen in diesem Zusammenhang die Ausbildungsreform hat, bleibt abzuwarten.

3.3   Die Bedeutung der transkulturellen Kompetenz in der Pflege

Um den Begriff der transkulturellen Kompetenz zu erklären, ist es sinnvoll, sich zunächst mit den Begriffen multikulturell und interkulturell auseinanderzusetzen. Stagge gibt in ihrer Arbeit folgende Definition an:

„Multikulturell (…) [eignet sich] für eine Zustandsbeschreibung für Situationen. (…) Im Unterschied dazu gibt es interkulturell eine Dynamik, einen Prozess wieder. Der Terminus selbst bestätigt ausdrücklich das Vorhandensein von Interaktionen und Interdependenzen." (Hinz – Rommel, 1994, S. 32 zit. nach Stagge, 2016, S. 35)

Erweitert werden die Begriffe durch den Terminus „transkulturelle Kompetenz:

„Transkulturelle Kompetenz ist die Fähigkeit, individuelle Lebenswelten in der besonderen Situation und in unterschiedlichen Kontexten zu erfassen, zu verstehen und entsprechende, angepasste Handlungsweisen daraus abzuleiten. Transkulturell kompetente Fachpersonen reflektieren eigene lebensweltliche Prägungen und Vorurteile, haben die Fähigkeit die Perspektive anderer zu erfassen und zu deuten und vermeiden Kulturalisierungen und Stereotypisierungen von bestimmten Zielgruppen." (Domenig, 2007, S. 174)

Das Zitat macht deutlich, dass sowohl in der Versorgung Pflegebedürftiger als auch in der Arbeit in einem multikulturellen Team eine Kompetenz erforderlich ist, die ein besseres Verständnis und eine erweiterte Perspektive entstehen lässt. Doch soll zunächst der Versuch unternommen werden, den Begriff „Kultur" zu erklären. Eine einheitliche Definition gibt es nicht; auch ist der klassische Kulturbegriff, der ein abgegrenztes, geschlossenes Ganzes bezeichnet, gerade unter Berücksichtigung der Globalisierung nicht mehr aktuell. Es gibt nicht „die Kultur" oder eine bestimmte Kultur.

„Im weitesten Sinne meint „Kultur" daher die vom Menschen durch die Bearbeitung der Natur mithilfe von planmäßigen Techniken selbst geschaffene Welt der geistigen Güter, materiellen Kunstprodukte und sozialen Einrichtungen. Dieser weite Begriff der Kultur umfasst die Gesamtheit der vom Menschen selbst hervorgebrachten und im Zuge der Sozialisation erworbenen Voraussetzungen sozialen Handelns, d.h. die typischen Arbeits- und Lebensformen, Denk- und Handlungsweisen, Wertvorstellungen und geistigen Lebensäußerungen einer Gemeinschaft." (Bundeszentrale für politische Bildung, 2009)

Kultur scheint somit ein Konstrukt der eigenen Lebenswirklichkeit zu sein, die abhängig ist von Prägungen und Einflüssen, welche letztendlich persönliche Wertvorstellungen und Verhaltensweisen hervorbringen. Diese müssen nicht unbedingt gesellschaftlich konform sein. Würde der Begriff „Kultur" als geschlossenes System betrachtet werden, müssten Menschen, die sich außerhalb dieses Systems bewegen als „anders" oder „nicht konform" bezeichnet werden, was wiederum den Begriff der „Subkultur" hervorbringt oder auch einer Diskriminierung gleich kommt. Die Konstruktion der eigenen Lebenswelt ist per se schon als „Kultur" zu betrachten. Die Fähigkeit, dies zu erkennen bedeutet, die Multidimensionalität von Kultur zu verstehen und Menschen in ihrer Individualität zu begreifen. Dies setzt die Fähigkeit voraus, sich sowohl mit den eigenen Lebensentwürfen und Lebenswelten als auch mit denen anderer Menschen auseinanderzusetzen und zwar dergestalt, diese eher zu beobachten, zu beschreiben und im Gespräch zu klären, als diese zu bewerten. Transkulturelle Pflege benötigt ein hohes Maß an Reflexionsvermögen bezüglich der eigenen Prägung und der persönlichen Sichtweise auf den eigenen Lebensentwurf. Die Identifikation mit einem Verständnis von Kultur als geschlossenes System kann daher in der Pflege sowohl im Umgang mit den Pflegebedürftigen als auch in der Zusammenarbeit mit Arbeitskollegen zu Problemen führen. Dies gilt im Übrigen für alle Beteiligten. Jeder Pflegebedürftige hat seinen eigenen Lebensentwurf kultiviert, ebenso wie die Pflegekräfte. Das Verständnis für andere Menschen entsteht u. a. durch das Verstehen ihrer Lebenswelt. Finden sich Gemeinsamkeiten, ist das Verständnis größer. Daher sollte vielmehr nach diesen Gemeinsamkeiten, als nach Begrenzungen gesucht werden. Dies kann durch Gespräche und in Fort– und Weiterbildungen erfolgen. Domenig (2007, S. 172) beschreibt dies folgendermaßen:

> „Im Unterschied stellt Transkulturalität nicht das Zwischen oder das Nebeneinander, sondern über das Kulturelle Hinausgehende, Grenzüberschreitende und somit wieder Verbindende und Gemeinsame ins Zentrum"

Bringt man nunmehr die Begriffe interkulturell und multikulturell sowie die transkulturelle Kompetenz in einen Zusammenhang, so kann die Aussage getroffen werden, dass das interkulturelle Geschehen in multikulturellen Gesellschaften durch die transkulturelle Kompetenz geprägt wird.

Hierfür ist neben der Selbstreflexivität auch ein breit gefächertes Hintergrundwissen unter anderem über Religion, kulturelle Verschiedenheit, Lebensentwürfe, Gender Studies, Stereotypisierungen, Rassismus und Diskriminierung entscheidend. Allerdings ist dabei zu bedenken, dass diesen Themen erst Aufmerksamkeit geschenkt wird, wenn sie sich bemerkbar machen. In der Altenpflege treffen durch den Zuwachs an Menschen mit Migrationshintergrund zunehmend unterschiedliche kulturelle Prägungen und Vorstellungen aufeinander. Professionell Pflegende müssen lernen, mit dieser Veränderung umzugehen; nicht nur um eine patientenorientierte, kultursensible Pflege zu gewährleisten, sondern auch um in kulturell heterogenen Teams besser arbeiten zu können.

4 Empirische Studie zur Situation und zum Erleben von Flüchtlingen in der Altenpflegeausbildung

Die Informationen aus den vorangegangenen Kapiteln haben gezeigt, aus welchen Herkunftsländern die Flüchtlinge kommen, die Fluchtursachen erklärt und die Routen, auf denen die Flüchtlinge nach Deutschland gekommen sind beschrieben. An Hand der Darstellung des Asylverfahrens wurde deutlich, welches Procedere die Menschen durchlaufen müssen, um in Deutschland leben zu können. In wie weit dies dauerhaft möglich ist, hängt vom Status der Asylbewerber ab. Dies ist ein zum Teil zeitaufwändiges Verfahren, das eine Wartezeit von bis zu drei Jahren mit sich bringt. Durch verschiedene Integrationsmaßnahmen wird versucht, den Asylbewerbern die Teilhabe am gesellschaftlichen Leben und den Erwerb der Sprache zu ermöglichen. Gleichzeitig existieren verschiedene Angebote, Asylbewerber in den Arbeitsmarkt zu integrieren, was insbesondere durch den vorherrschenden Fachkräftemangel als Chance verstanden wird. Gerade in den Pflegeberufen zeigt sich durch den demografischen Wandel und die daraus resultierende Zunahme an Pflegebedürftigen ein ausgeprägter Mangel an Pflegekräften. Daher ist die Generierung von Fachkräften in diesem Berufsfeld unabdingbar. Eine Maßnahme hierbei ist es, Flüchtlingen eine Ausbildung in der Altenpflege zu ermöglichen. Allerdings gilt der Beruf nach wie vor als unattraktiv, bedingt durch die Arbeitsbedingungen und die daraus entstehenden Belastungen. Doch haben die Asylbewerber durch die Ausbildung eine bessere Bleibeperspektive und die Chance, für ihren eigenen Lebensunterhalt zu sorgen.

Hier stellt sich die Frage, wie und warum sich die Asylbewerber für die Altenpflege entscheiden. Die eben genannten Aspekte können ebenso ein Motivationsgrund für die Berufswahl sein wie der Wunsch, helfen zu können. Es gilt aber zu bedenken, dass gerade bei Menschen aus islamisch geprägten Ländern der Pflegeberuf Probleme mit sich bringen kann, was insbesondere in den körpernahen Verrichtungen begründet ist. Die Pflege von fremden Menschen gilt als unsauber und gerade die Berührung und Versorgung gegengeschlechtlicher Personen wird häufig als Tabu gesehen. Ein weiterer Gesichtspunkt, der sich sowohl negativ als auch positiv auf das Erleben innerhalb der Ausbildung auswirken kann, ist die Heterogenität der Arbeitsteams in der Praxis bzw. die der Klassen in der Berufsfachschule. In multikulturellen Gruppen kann es zu Missverständnissen, Stereotypisierung und Diskriminierung kommen. Gleichermaßen kann es das gegenseitige Verständnis und einen kultursensiblen Umgang fördern. Daher soll mit der vorliegenden Studie versucht werden, die Frage zu beantworten, wie Flüchtlinge ihre derzeitige Situation und die Altenpflegeausbildung erleben.

© Springer Fachmedien Wiesbaden GmbH, ein Teil von Springer Nature 2019
E. Strelow, *Flüchtlinge in der Altenpflegeausbildung*, Best of Pflege,
https://doi.org/10.1007/978-3-658-27347-7_4

4.1   Aktuelle Forschungslage und Relevanz des Themas

Um einen Überblick über den derzeitigen Stand zur Flüchtlingsforschung in Deutschland zu erhalten, wurde eine intensive Internetrecherche durchgeführt sowie die Datenbanken des Fachportal Pädagogik FIS und die Datenbank der Projekte des Bundesinstituts für Berufsbildung DaPro durchsucht. Als Suchbegriffe wurden

- Flüchtlingsforschung,
- Flüchtlinge,
- Flüchtlinge in der Ausbildung,
- Flüchtlinge in der Pflege und
- Flüchtlinge in der Altenpflege

gewählt. Hierbei zeigte sich, dass Forschungsarbeiten vorliegen, die sich explizit mit dem Thema „Flüchtlinge" beschäftigen, aber nach Johansson (2016, S. 11) kein belastbarer Gesamtüberblick über die Lebenslagen bzw. die Integration von Flüchtlingen in Deutschland vorliegt. Dies liegt unter anderem daran, dass zahlreiche Studien der allgemeinen Migrationsforschung nach Personen mit und ohne Migrationshintergrund oder -erfahrung bzw. nach Personen mit und ohne deutschen Pass unterscheiden. Flüchtlinge wurden hierbei nicht gesondert ausgewiesen oder gar nicht erst erfasst.

Johansson hat im Auftrag der Robert Bosch Stiftung und des SVR-Forschungsbereichs eine umfangreiche Expertise zum wissenschaftlichen Erkenntnisstand zur Lebenssituation von Flüchtlingen erstellt. Sie kommt zu dem Ergebnis, dass die Flüchtlingsforschung in Deutschland noch weiter entwickelt werden muss:

> „Umfangreiche sozialwissenschaftliche quantitative und qualitative Studien mit dezidiertem Bezug auf Flüchtlinge, etwa zu Lebenslagen, Bildungsverläufen und -abschlüssen, beruflichen Qualifikationen, struktureller und soziokultureller Integration oder zur Gesundheit, stehen weitgehend aus. Vorliegende Untersuchungen weisen häufig einen deutlichen Regionenbezug auf und/oder fokussieren auf einzelne Flüchtlings- oder Altersgruppen. Obwohl einige empirische Studien auf heterogenen Stichproben mit Flüchtlingen mit unterschiedlichem Aufenthaltsstatus basieren, überwiegen Untersuchungen zu Personen mit prekärem Aufenthaltsstatus (Aufenthaltsgestattung oder Duldung) sowie zu minderjährigen Flüchtlingen. [...] In der Regel werden Einzelaspekte bzw. Einzelschicksale thematisiert, während ein Gesamtüberblick fehlt. Insgesamt betrachtet ist die Forschung zu Flüchtlingen in Deutschland also unterentwickelt." (Johansson, 2016, S. 12)

Die vorhandenen Daten lassen nur schwerlich einen Vergleich zu, können nicht hinreichend aufeinander bezogen werden und sind kaum verallgemeinerbar. Dies liegt zumeist daran, dass die rechtlichen Regelungen in den Bundesländern unterschiedlich ausgestaltet sind.

> „Quantitative und qualitative Daten und Befunde liegen nur bruchstückhaft vor, lassen sich nicht oder nur schwer aufeinander beziehen und sind aufgrund des Regionenbezugs (und der damit verbundenen bundeslandspezifischen rechtlichen Regelungen) häufig nur begrenzt verallgemeinerbar. In der Regel fehlen Differenzierungen zwischen Flüchtlingsgruppen sowie Vergleiche zu anderen Zuwanderergruppen bzw. zu Personen ohne Migrationshintergrund, aus denen belastbare empirische Hinweise auf für Flüchtlinge spezifische Lebensumstände abgeleitet werden könnten. Dies unterscheidet die Flüchtlingsforschung erheblich von der allgemeinen Migrationsforschung, die mittels entsprechender verfügbarer Daten solche Vergleiche in der Regel vornimmt. [...] Eine Ausnahme bilden medizinische und psychologische Studien über Flüchtlinge, in denen i. d. R. Vergleiche zur Allgemeinbevölkerung gezogen werden." (Johansson, 2016, S. 13)

Kleist hat ein State–of–research Papier erstellt; diese Papiere stellen den aktuellen Stand wissenschaftlicher Debatten zu zentralen Themen der Flucht- und Flüchtlingsforschung dar und machen bestehende Forschungslücken sichtbar. Kleist (2018, S. 4) konstatiert, dass die Zahl an Forschungsarbeiten zugenommen hat und dass Institute an Universitäten häufiger an Kooperationsprojekten beteiligt sind, aber auch dass eine Vernetzung der Forschungseinrichtungen noch unbefriedigend ist. Die Daten zeigen, dass ausgesprochen dezentral in allen Bundesländern zu Flucht und Flüchtlingen geforscht wird. Es kristallisieren sich jedoch Konzentrationen heraus, insbesondere an einigen thematisch spezialisierten und multidisziplinär arbeitenden Forschungseinrichtungen. Institute an Universitäten sind häufiger an Kooperationsprojekten beteiligt, doch die Vernetzung ist insgesamt noch wenig ausgebildet.

Die Themen der bisherigen Forschungsarbeiten sind vielfältig. Die sowohl von Johansson als auch von Kleist (Johansson, 2016, S. 14-35; Kleist, 2018, S. 9-30) genannten Schwerpunkte hierbei waren:

- Arbeitsmarkt und Maßnahmen der aktiven Arbeitsmarktpolitik,
- politisches/zivilgesellschaftliches Engagement und kulturelle Teilhabe,
- Bildung und Ausbildung,
- berufliche Bildung,
- sozialstaatliche Leistungen,
- Unterbringung,
- Gesundheitsversorgung sowie
- soziokulturelle Integration.

Trotz der Themenvielfalt existieren weiterhin Forschungslücken. Laut Söhn und Marquardsen (2017, S. 35) sollten sich weitere sozialwissenschaftliche Untersuchungen mit den Aufnahmebedingungen auf kommunaler Ebene und hier insbesondere im ländlichen Bereich beschäftigen. Gerade die Zusammenarbeit der verschiedenen Akteure in Hinblick auf bessere Teilhabechancen der Flüchtlinge stellt eine Forschungslücke dar.

Ausdrücklich werden Forschungsdesiderate geäußert, die sich mit den subjektiven Perspektiven von Flüchtlingen befassen. Söhn und Marquardsen (2017, S. 35) betonen, dass keine Daten vorliegen, die Aufschluss über die aktuellen und zukünftigen Wünsche und Interessen geben. Außerdem fehlt das Wissen über die individuellen Biografien der Asylbewerber, bevor sie nach Deutschland gekommen sind.

Johansson schließt sich dem an:

> „Das weitgehend unbearbeitete Forschungsfeld zur Lebenslage von Flüchtlingen, die Vulnerabilität der Zielgruppe sowie der sensible Charakter zahlreicher Fragestellungen machen eine Kombination quantitativer mit qualitativen Zugängen nötig, die Lebenslagen offen explorieren und sensible Aspekte auffangen können. Darüber hinaus sind Wiederholungsbefragungen notwendig, um die Entwicklung der Lebenslage von Flüchtlingen von der Aufnahme über das Asylverfahren bis hin zur Anerkennung als Flüchtling oder zur Duldung abzubilden." (Johansson, 2016, S. 87)

Bei näherer Betrachtung der beschriebenen Forschungslage, wird die Relevanz des Themas dieser Arbeit deutlich. Die Studie folgt dem Forschungsdesiderat, die Lebenslage sowie die aktuellen und zukünftigen Wünsche von Flüchtlingen zu erfassen. Hierbei liegt der Fokus auf der Situation und dem Erleben von Flüchtlingen in der Altenpflegeausbildung.

4.2   Darstellung der Methode

4.2.1   Begründung Methodenwahl

In Hinblick auf die Zugangsgewinnung musste methodisch zu Beginn der Studie quantitativ geforscht werden. Die genaue Vorgehensweise zur Zugangsgewinnung sowie die Erstellung und Ergebnisse eines quantitativ angelegten Fragebogens werden in den Kapiteln 4.2.2 bis 4.2.4 ausführlich beschrieben.

Letztlich sollte aber die Frage beantwortet werden, wie die Flüchtlinge ihre Situation empfinden und die Altenpflegeausbildung erleben. Dies kann ausschließlich von ihnen selbst beantwortet werden. Die Schilderung der eigenen subjektiven Realität benötigt ein freies Erzählen und Beschreiben. Die hiermit verbundene Emotionalität kann durch eine quantitative Untersuchung nicht erfasst werden. Da es in dieser Arbeit um individuelle Sichtweisen geht, bot sich somit die qualitative Forschungsmethode an.

> „Qualitative Forschung hat den Anspruch, Lebenswelten „von innen heraus" aus der Sicht der handelnden Menschen zu beschreiben. Damit will sie zu einem besseren Verständnis sozialer Wirklichkeit(en) beitragen und auf Abläufe, Deutungsmuster und Strukturmerkmale aufmerksam machen." (Flick, von Kardorff & Steinke, 2015, S. 14)

> „Qualitative Forschung interessiert sich für die Subjektivität des Beforschten. Das bedeutet, es geht um die Erlebniswelt einzelner Menschen." (Hug & Poscheschnik, 2014, S. 76)

Um daher den Flüchtlingen die Möglichkeit zu geben, ihre persönlichen Erfahrungen zu schildern, sollte die verbale Datenerhebung in Form des problemzentrierten Interviews stattfinden.

> „Wie im narrativen wird auch in dem problemzentrierten Interview das Erzählprinzip herausgestellt: Die Bedeutungsstrukturierung der sozialen Wirklichkeit bleibt dem Befragten allein überlassen. Mit den völlig offenen Fragen wird lediglich der interessierende Problembereich eingegrenzt und ein erzählgenerierender Stimulus angeboten." (Lamnek & Krell, 2016, S. 345)

Die Interviews wurden halbstandardisiert mit Hilfe eines Interviewleitfadens (s. Anlage C) geführt, wobei nach Schreier (2013, S. 224) die Reihenfolge und Formulierung der Fragen flexibel gehandhabt wurden.

Das verbindliche Festhalten an den Fragen des Leitfadens birgt die Gefahr, dass eine generierende Erzählweise unterbunden wird und es lediglich zu einer Frage–Antwort-Situation kommt. Der Interviewleitfaden diente somit lediglich als Richtschnur. Diese Form des Interviews kommt weitestgehend einem natürlichen Gesprächsverlauf gleich und es kann eine kommunikative Beziehung aufgebaut werden. Gleichzeitig signalisiert diese Vorgehensweise dem Interviewpartner das Interesse an seiner Erzählung.

Gläser und Laudel (2010, S. 42) weisen ausdrücklich darauf hin, dass auch Fragen gestellt werden können, die nicht im Interviewleitfaden enthalten sind. Diese ad hoc Fragen können spontan gestellt werden, z. B um bestimmte Gesichtspunkte zu vertiefen oder neue Informationen zu erhalten. Außerdem wird den Interviewpartnern die Möglichkeit gegeben, Themen eingehender zu beantworten.

Obwohl in der Altenpflegeausbildung das Sprachniveau bei mindestens B 1 gefordert wird, bestand dennoch die Möglichkeit von Sprachbarrieren. Daher sollten, in Hinblick auf eine bessere Verständigung face–to–face Interviews durchgeführt werden, um die Mimik und Gestik des Interviewpartners mit einzubeziehen. Falls dies aufgrund von Terminproblemen nicht möglich sein sollte, wurden darüber hinaus telefonische Interviews in Betracht gezogen. Alle Interviews sollten mit Hilfe eines Diktiergerätes aufgezeichnet und anschließend transkribiert werden. Für die Analyse des vorhandenen Materials fiel die Entscheidung auf eine Auswertungsstrategie, wie sie von Schmidt beschrieben ist.

> „Im Folgenden wird eine Auswertungsstrategie vorgestellt, die sich im Rahmen von Forschungsansätzen bewährt hat, die einen offenen Charakter des theoretischen Vorverständnisses postulieren, jedoch nicht auf explizite Vorannahmen und den Bezug auf Theorietraditionen verzichten" (Schmidt, 2015, S. 447-456)

Dieses Auswertungsverfahren verläuft in fünf Schritten:
1. Materialorientierte Bildung von Auswertungskategorien
2. Zusammenstellung der Auswertungskategorien zu einem Codierleitfaden
3. Codierung des Materials
4. Quantifizierende Materialübersichten
5. Vertiefende Fallinterpretationen

> „Leitprinzip dieser Auswertungsstrategie ist der Austausch zwischen Material und theoretischem Vorverständnis. Dieser Austauschprozess beginnt nicht erst dann, wenn die Daten in transkribierter Form vorliegen, sondern schon zu Beginn der Erhebung. [...] Im Verlauf dieses Austauschprozesses können auch die theoretischen Vorannahmen ausdifferenziert, in Frage gestellt und verändert werden. (Schmidt, 2015, S. 448)

So kommt es zu einem Wechselspiel zwischen den theoretischen Vorerfahrungen und den Erfahrungen, die während des Forschungsprozesses durch die Interviews und Beobachtungen gemacht werden.

4.2.2 Überlegung zur Zugangsgewinnung

Für die Durchführung der qualitativen Erhebung war es erforderlich, potentielle Interviewpartner zu akquirieren. Hierbei war es wichtig, sich auf Flüchtlinge zu konzentrieren, die erstens aus den oben beschriebenen Herkunftsländern kommen und sich zweitens in der Altenpflegeausbildung befinden. Es erschien daher sinnvoll, sich speziell an die Altenpflegeschulen zu wenden, um herauszufinden, ob sich dort Flüchtlinge, die der Fallgruppenauswahl entsprachen, in der Ausbildung befänden und ob diese bereit wären, als Interviewpartner zur Verfügung zu stehen. Daher war die Überlegung, die Altenpflegeschulen anzuschreiben, um mit Hilfe eines beigefügten Fragebogens die erforderlichen Informationen zu erhalten. Die Adressen der Schulen konnten über die Informationsportale der jeweiligen Ministerien der Bundesländer ermittelt werden. Um an den Schulen einen persönlichen Ansprechpartner zu haben, war es erforderlich, die einzelnen Internetseiten aufzurufen. Als Ansprechpartner sollte die Schulleitung fungieren. Ansonsten war die Überlegung, sich an das Sekretariat zu wenden.

4.2.3   Erstellen des Fragebogens

Der Fragebogen (s. Anlage B) wurde quantitativ angelegt. Er beinhaltete ein Anschreiben sowie zwei Seiten mit Fragen zur Anzahl der Schüler insgesamt, ob sich Flüchtlinge derzeit in der Ausbildung befinden und ob sie aus den Hauptherkunftsländern kommen. Außerdem wurde die Frage nach dem Geschlecht sowie nach der Bereitschaft, ein Interview zu geben, gestellt. Der Fragebogen wurde so konzipiert, dass bei einer verneinenden Antwort keine weitere Bearbeitung nötig war. Das Anschreiben enthielt die E–Mail Adresse sowie die Faxnummer der Forschenden. Neben einer Danksagung wurde auch eine Erläuterung zur Bearbeitung von PDF-Formaten gegeben. Unter Berücksichtigung des Datenschutzes wurde die Anonymität zugesichert. Falls sich ein potentieller Interviewpartner ergeben würde, sollte eine weitere Kontaktaufnahme mit der Schulleitung erfolgen, um ein mögliches Treffen zu vereinbaren. Letztlich wurde darum gebeten, den Fragebogen bis zum 15. Juli 2018 abzugeben.

4.2.4   Anschreiben der Altenpflegeschulen und Rücklaufquote

Insgesamt wurden 611 Schulen im gesamten Bundesgebiet per E–Mail angeschrieben. Durch ein Serverproblem traten 580 Fehlermeldungen auf, so dass es erforderlich war, eine neue Domain und eine neue E-Mail-Adresse einzurichten. Gleichermaßen war nicht mehr nachvollziehbar, welche Schulen erreicht wurden und welche nicht. Somit wurde das Anschreiben dementsprechend verändert (s. Anlage A) und nochmals alle Schulen kontaktiert. Bei acht Schulen war allerdings die Adresse nicht mehr aktuell und konnte auch nicht eruiert werden. Bei 16 Schulen war aufgrund der Urlaubszeit niemand erreichbar. Zwei Schulleiter machten darauf aufmerksam, dass schulinterne Aussagen nur mit Genehmigung des Kultusministeriums getroffen werden durften. Aus Zeitgründen konnte diese Genehmigung nicht eingefordert werden. Zwei Schulleiter gaben an, dass sie ab September Flüchtlinge ausbilden würden. Elf Schulleiter konnten aufgrund von mangelnden Zeit– und Personalressourcen keine Unterstützung anbieten. Ein Schulleiter gab an, dass sich Auszubildende aus 20 Nationen an der Schule befänden, er allerdings keine Aussage treffen könnte, ob es sich hierbei auch um

Flüchtlinge handele. Ein Schulleiter traf die Aussage, dass es einen Flüchtling an seiner Schule gegeben hätte, dieser aber die Ausbildung abgebrochen habe.

Grundsätzlich muss betont werden, dass die Rücklaufquote von 13 %, gemessen an der Zahl der Anschreiben gering war, so dass keine repräsentativen Aussagen zu tatsächlichen Zahlen von Flüchtlingen in der Altenpflege getroffen werden können. Obgleich dies nicht thematischer Bestandteil dieser Arbeit ist, wären vertiefende Einblicke von Interesse gewesen. Zu erwähnen ist auch an dieser Stelle, dass der Großteil der Antwortenden eine erfolgreiche Studie wünschte.

Somit gab es von 81 Schulen insgesamt eine Rückmeldung. Die häufigsten Antworten kamen per E–Mail ohne Fragebogen. Hier wurde die Beantwortung schriftlich verfasst. 21 Schulen schickten ausschließlich den Fragebogen zurück. 11 Fragebögen wurden per Fax zurückgeschickt.

Die folgende Tabelle soll dies verdeutlichen.

Antworten insgesamt	Rücklauf Fragebogen per E - Mail	Rücklauf Fragebogen per Fax	Antworten per E – Mail ohne Fragebogen
81	21	11	49

Tabelle 1:   Übersicht der Rücklaufquote

66 Teilnehmende gaben konkret an, ob sich Flüchtlinge an ihrer Schule in der Altenpflegeausbildung befinden. Hier zeigte sich, dass der überwiegende Anteil keine Flüchtlinge ausbildet.

Keine Flüchtlinge in der Ausbildung	Flüchtlinge in der Ausbildung
47	19

Tabelle 2:   Zahl der Schulen mit/ohne Flüchtlinge in der Altenpflegeausbildung

In den 19 Schulen befinden sich derzeit 138 Flüchtlinge aus verschiedenen Herkunftsstaaten in der Altenpflegeausbildung. Die Auszubildendenzahlen variieren hier von 1-76 Flüchtlingen pro Schule.

Schulen mit Flüchtlingen	Anzahl der Flüchtlinge in der Ausbildung
6	1
4	2
2	3
2	4
1	5
1	6
1	8
1	12
1	76

Tabelle 3: Angabe der Schule zur Anzahl der Flüchtlinge in der Ausbildung

17 Schulen machten Angaben zur Gesamtschülerzahl und zum Anteil der Flüchtlinge in der Altenpflegeausbildung.

Schule	1	2	3	3	5	6	7	8	9
Schüler gesamt	18	54	56	60	68	70	75	80	92
Flüchtlinge	6	5	1	2	3	2	2	1	1
Anteil (in %)	33,3	10,8	1,8	3,3	5,8	2,8	2,6	1,2	1,08
Schule	10	11	12	13	14	15	16	17	
Schüler gesamt	98	108	121	132	170	195	226	275	
Flüchtlinge	8	1	4	2	4	1	3	76	
Anteil (in %)	8,1	0,9	3,3	1,5	2,3	0,5	1,3	27,6	

Tabelle 4: Prozentualer Anteil von Flüchtlingen zur Gesamtschülerzahl.

Es wird deutlich, dass der Anteil an Flüchtlingen zur Gesamtschülerzahl stark variiert. Am häufigsten liegt der prozentuale Anteil zwischen eins und vier Prozent.

Von der angegebenen Anzahl an Flüchtlingen in der Altenpflegeausbildung kamen 36 aus den Herkunftsländern Syrien, Afghanistan und dem Irak. Hierbei stellen die männlichen Flüchtlinge die größte Anzahl an Flüchtlingen. Die Tabelle 5 zeigt folgende Aufteilung:

Syrien		Afghanistan		Irak	
♀	♂	♀	♂	♀	♂
0	12	3	12	2	7

Tabelle 5:   Aufschlüsselung nach Herkunft und Geschlecht

Hiervon waren 12 Auszubildende, verteilt auf fünf Bundesländer, zu einem Interview bereit. Nach einer weiteren Kontaktaufnahme mit den Schulleitungen konnten zehn Interviews in drei Bundesländern terminiert werden.

4.2.5   Auswahl der Interviewpartner

Die Vorannahme war, dass, wenn die Flüchtlinge 2016/2017 nach Deutschland gekommen sind, sie frühestens Ende 2017 ihre Ausbildung begonnen haben können. Um vergleichbare Aussagen zu bekommen, wurden Interviewpartner gesucht, die sich im ersten Ausbildungsjahr in der Altenpflege befinden. Da nicht an allen Schulen Altenpfleger und Altenpflegehelfer gemeinsam im ersten Jahr unterrichtet werden, wurde ebenfalls aus Gründen der Vergleichbarkeit der Fokus auf Auszubildende in der Altenpflege gelegt. Bei nicht gemeinsamer Ausbildung kann in Betracht gezogen werden, dass sich die Ausbildungsinhalte und Anforderungen bei den jeweiligen Ausbildungsgängen unterscheiden. Außerdem bietet die dreijährig angelegte Ausbildung von vornherein die Möglichkeit, weitere Befragungen im zweiten und dritten Ausbildungsjahr durchzuführen. Dadurch können zusätzlich Informationen dahingehend generiert werden, ob und wie sich die Situation und das Erleben in der Altenpflegeausbildung verändert haben.

Ferner sollten die Interviewpartner aus den drei hauptsächlichen Herkunftsländern stammen, da hier die Flüchtlingszahlen am größten waren. Es wurden sowohl weibliche als auch männliche Interviewpartner ausgewählt, um mögliche Unterschiede in der Situation und im Erleben sichtbar machen zu können. Zwei Interviewpartner konnten aus Zeitmangel leider nicht mehr besucht werden und waren auch nicht telefonisch erreichbar.

4.2.6   Erstellen des Interviewleitfadens

Der Interviewleitfaden sollte Fragen enthalten, die letztlich zur Beantwortung der Forschungsfrage führen. Allerdings verbergen sich hinter dieser Fragestellung tiefer gehende Aspekte, die es zu entdecken gilt. Kaiser (2014, S. 52-63) schlägt hierfür eine Strukturierung in vier Schritten vor, um diese Aspekte offen zu legen, um von der Abstraktion zur realen Erfahrungswirklichkeit zu gelangen. Zunächst wird die Forschungsfrage (Schritt 1) hinsichtlich ihrer immanenten Dimensionen (Schritt 2) betrachtet. Die Dimensionen in dieser Arbeit sind „die Situation" und „das Erleben der Altenpflegeausbildung". Diese Dimensionen wiederum beinhalten Kriterien, die nunmehr in Fragenkomplexen (Schritt 3) aufgeschlüsselt werden. Aus diesen Fragenkomplexen können letztendlich die Fragen für den Interviewleitfaden entwickelt werden (Schritt 4).

Die Abbildung 13 zeigt die Entwicklung der Fragen des Interviewleitfadens.

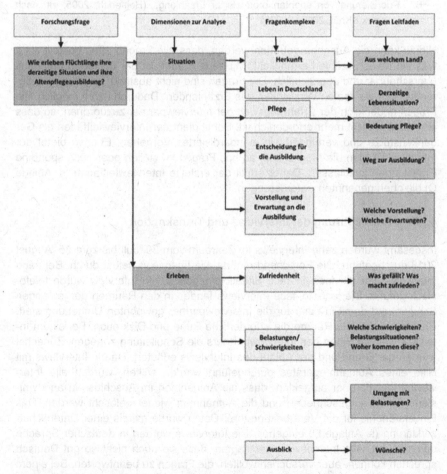

Abbildung 13: Entwicklung der Fragen des Interviewleitfadens (eigene Darstellung in Anlehnung an Kaiser, 2014, S. 58-60)

Der somit entwickelte Interviewleitfaden musste abschließend hinsichtlich der Anforderungen der qualitativen Forschung überprüft werden. Helfferich formuliert hierfür sechs Anforderungen, die ein Leitfaden erfüllen sollte:

„1. Berücksichtigung der Grundprinzipien qualitativer Sozialforschung, insbesondere das Prinzip der Offenheit,
2. begrenzte Anzahl von Fragen,
3. formale Übersichtlichkeit und Handhabbarkeit,
4. Orientierung am „natürlichen" Erinnerungs – oder Argumentationsfluss,
5. kein Ablesen von Fragen und
6. Priorisierung von spontan produzierter Erzählung." (Helfferich, 2005, zit. nach Lamnek &Krell, 2016, S. 334)

Hierzu kann die Aussage getroffen werden, dass alle Fragen offen gestellt sind, was ein freies Erzählen ermöglicht. Mit neun Fragen ist der Leitfaden durchaus überschaubar und übersichtlich. Die Fragen sind nicht abstrakt, sondern orientieren sich an der realen Wirklichkeit des Erzählenden. Dadurch ist es möglich, die Fragen gedanklich der Erfahrungswelt der Interviewpartner zuzuordnen, so dass ein Ablesen nicht mehr erforderlich ist. Somit dient der Interviewleitfaden als Gedankenstütze und verhindert ein standardisiertes Vorgehen. Ebenso bietet der Interviewleitfaden die Möglichkeit, ad hoc Fragen zu stellen oder auch spontane Erzählungen zuzulassen. Daher erfüllt der erstellte Interviewleitfaden (s. Anlage C) die oben genannten Anforderungen.

4.2.7   Durchführung der Interviews und Transkription

Insgesamt wurden zehn Interviews im Zeitraum vom 30. Juli bis zum 25. August 2018 durchgeführt. Die Forschende führte alle Interviews selbst durch. Bei neun Interviews war die face–to–face Situation gegeben, ein Interview wurde telefonisch geführt. Die face–to–face Interviews fanden in den Räumen der jeweiligen Schulen und damit in einer für die Interviewpartner gewohnten Umgebung statt. Ebenfalls boten die Räume die erforderliche Ruhe und Diskretion. Bei einem Interview war auf Bitten des Interviewpartners die Schulleitung zugegen. Zunächst wurden der Grund und der Ablauf des Interviews erläutert. Da die Interviews mit Hilfe eines Aufnahmegerätes durchgeführt werden sollten, wurden alle Interviewpartner darüber aufgeklärt, dass die Aufnahmen im Anschluss in anonymisierter Form aufgeschrieben und die Aufnahmen wieder gelöscht werden. Das Einverständnis für die Verarbeitung ihrer Daten wurde mittels einer Datenschutzerklärung (s. Anlage D) eingeholt. Die Interviews wurden in deutscher Sprache durchgeführt. Alle Interviewpartner sagten, dass sie noch nicht so gut Deutsch sprechen können, aber versuchen wollten, die Fragen zu beantworten. Bei einem Interviewpartner wurde bei einer Frage eine Übersetzungs-App hinzugezogen. Die Dauer der Interviews variierte zwischen 11 und 28 Minuten. Im Anschluss erhielten die Interviewpartner ein Geschenk in Form einer kleinen arabischen Süßigkeit.

Die Transkription der Interviews (s. Anlage E) erfolgte zeitnah. Da für die Transkription verbaler Daten verschiedene Regelungen vorgeschlagen werden, wurde für das vorliegende Material weitestgehend dem Vorschlag von Gläsel & Laudel (2010, S. 193) gefolgt. Trotz vorhandener Sprachbarrieren konnten sich alle Interviewpartner mitteilen und waren gut zu verstehen Um die Authentizität zu gewährleisten, wurde darauf geachtet, weder die Grammatik noch die Semantik zu verändern. Eine Zusammenfassung oder Reduktion wurde nicht vorgenommen, da dies zu einer verfrühten Interpretation hätte führen können. Lediglich Füllwörter wie „äh" und „mh" wurden zur besseren Lesbarkeit entfernt. Wiederholungen wurden beibehalten. Längere Pausen wurden mit einem Gedankenstrich gekennzeichnet. In Klammern wurden nicht sprachliche Äußerungen wie z. B. (lacht) sowie eine sich markant veränderte Intonation (spricht leiser) und die die Aussage unterstreichende Gestik deutlich gemacht. Um die Anonymisierung zu gewährleisten, wurden Daten, die auf die Person hätten schließen können unkenntlich gemacht. Hierzu gehörte der Name (X), der Wohnort (XX), die Straße (XXX), Name der Einrichtung (XXXX), Name der Schule (Y) sowie die Namen von Praxisanleitern, Lehrern oder Kollegen (Z). Die Interviews selbst wurden mit der Bezeichnung IP 1 bis IP 10 abgekürzt.

4.2.8 Auswertung der Interviews

Die Auswertung der Interviews erfolgte in den von Schmidt (Schmidt, 2015, S. 448-456) beschriebenen fünf Schritten.

1. Materialorientierte Bildung von Auswertungskategorien

Zunächst wurden die Interviews mehrfach intensiv gelesen und Aspekte oder Themenbereiche, die der Fragestellung zuzuordnen waren notiert. Dabei wurde gleichermaßen darauf geachtet, nicht ausschließlich die Formulierungen aus den gestellten Fragen zu übernehmen.

> „Um der Offenheit des Interviews Rechnung zu tragen, ist es wichtig, […] darauf zu achten, ob die Befragten diese Begriffe überhaupt aufgreifen, welche Bedeutung diese Begriffe für sie haben, welche Aspekte sie ergänzen und welche sie weglassen und welche neuen, im Leitfaden nicht bedachten Themen im erhobenen Material auftauchen." (Schmidt, 2015, S. 449)

Daher war es erforderlich, die Transkripte offen und aufmerksam zu lesen, um nicht nur Belege für eigene Vorannahmen zu erhalten. Beim Lesen eröffneten sich Aspekte, die am Rand der Transkripte vermerkt wurden. Diese Notizen wurden nochmals beim Lesen überprüft und ergaben letztlich die Auswertungskategorien.

2. *Zusammenstellung der Auswertungskategorien zu einem Codierleitfaden*

Die ermittelten Auswertungskategorien wurden in eine Tabelle eingefügt und durch verschiedene Ausprägungen näher erläutert. Die Tabelle 6 soll dies verdeutlichen:

Kategorie	Ausprägungen
1. Qualifikation	– Erlernter oder ausgeübter Beruf im Herkunftsland – Eventueller Schulabschluss
2. Flucht	– Gründe für die Flucht – Fluchtrouten – Erlebnisse auf der Flucht
3. Pflege in den Herkunftsländern	– Umgang mit alten und kranken Menschen – Pflegeheime
4. Wohnsituation	– Derzeitige Wohnsituation – Prozess der Wohnungsfindung – Erfahrungen in der Wohnsituation
5. Soziale Kontakte	– Familiäre Kontakte – Kontakte zu Betreuern, Kollegen, Nachbarn
6. Sprache	– Erlernen der Sprache – Sprachbarrieren – Bedeutung der Sprache
7. Gründe für die Berufswahl	– Wege in die Ausbildung
8. Religiöse Aspekte	– Förderliche Aspekte /Hinderliche Aspekte
9. Reaktionen des Umfelds	– Zuspruch/Ablehnung
10. Ausbildungsverlauf	– Erfahrungen während der Ausbildung – Schule/Praxis – Praxisanleitung
11. Emotionales Erleben	– Umgang mit persönlichen Erlebnissen während der Ausbildung
12. Persönliches Engagement	– Ehrenamtliches Engagement
13. Zukunftsperspektive	– Wünsche – Ziele

Tabelle 6:   Auswertungskategorien und ihre Ausprägungen

Mit Hilfe dieses Codierleitfadens sollte nunmehr das erhobene Material codiert werden.

3. Codierung des Materials

Mit Hilfe des Codierleitfadens wurden die Transkripte ausgewertet und passende Passagen als Zitate den Kategorien zugeordnet. Hierbei wurde darauf geachtet, dass die jeweiligen Ausprägungen Berücksichtigung finden. (s. Anlage F) Die Interviews wurden mit IP gekennzeichnet und nummeriert. Die Zitate wurden wörtlich übernommen und mit den Zeilennummern versehen. Bei diesem Vorgehen zeigte sich, dass zu jeder Kategorie und Ausprägung Aussagen getroffen wurden.

4. Quantifizierende Materialübersichten

„Quantifizierende Materialübersichten dienen vor allem der Vorbereitung der weiteren Analyse; sie verweisen auf mögliche Zusammenhänge, denen in einer qualitativen Analyse nachgespürt werden kann." (Schmidt, 2015, S. 455)

In der Anlage G werden die Aussagen bezüglich der Ausprägungen quantifiziert. Besonders häufig wurden Aussagen zum Ausbildungsverlauf, zur Wohnsituation und zur Sprache getroffen. Zu den Gründen für die Berufswahl, der Bedeutung religiöser Aspekte sowie die Reaktionen des Umfelds, den sozialen Kontakten, der Flucht und dem emotionalen Erleben gab es ebenfalls zahlreiche Aussagen. Obgleich das ehrenamtliche Engagement nur dreimal erwähnt wird, soll dies in dieser Arbeit berücksichtigt werden.

5. Vertiefende Fallinterpretationen

Bei diesem Schritt sollen Transkripte begründet ausgewählt werden und unter einer bestimmten Fragestellung gelesen und interpretiert werden. Aufgrund der geringen Anzahl von Transkripten wird allerdings keine weitere Auswahl getroffen. Alle Transkripte enthalten Aussagen zur Situation und zum Erleben der Flüchtlinge in der Altenpflegeausbildung. Somit gehen alle vorliegenden Daten in die Auswertung ein. Die vertiefende Auseinandersetzung wird im Kapitel 5 dargestellt.

5   Ergebnisse

Betrachtet man die in den Interviews getätigten Aussagen, so ist es durchaus möglich, ein konkretes Bild zur Situation und zum Erleben von Flüchtlingen in der Altenpflegeausbildung wiederzugeben. Daher sollen in diesem Kapitel zunächst die Ergebnisse aus den Interviews mit Hilfe der Kategorien dargestellt werden. Im Anschluss sollen dann die Ergebnisse diskutiert und letztendlich mögliche Handlungsoptionen vorgestellt werden.

5.1   Ergebnisse aus den Interviews

Für die Datenerhebung standen zehn Interviewpartner zur Verfügung. Alle befinden sich zurzeit in der Altenpflegeausbildung. Während der Interviews stellte sich heraus, dass drei Teilnehmer sich in der Ausbildung zum Altenpflegehelfer befinden, aber beabsichtigen, die Ausbildung zum Altenpfleger weiter zu machen. Da bei diesen Personen die Ausbildung gemeinsam mit den Altenpflegeschülern stattfindet, wurden die Interviews durchgeführt. Die Interviewpartner wurden zunächst zu ihrer aktuellen Wohnsituation befragt. Hierbei zeigte sich, dass fast alle in einer eigenen Wohnung oder in einer Wohngemeinschaft lebten. Zwei Teilnehmer lebten in einer Asylunterkunft.

> IP 1: „Nein, ein Heim, die von Asyl" (9)

> IP 2: „Meine Wohnung." (4) „Dieser Frau von meiner Freund und sie hat auch Krankenpfleger und noch drei Freund jetzt ich bin in der, eine Wohnung zusammen leben." (107-108)

> IP 4: „Ein Dorf so weit von hier, ist mein Dorf ungefähr 75 Kilometer." (4) „Bus, Zug, U-Bahn, manchmal jede Stunde geht eine Zug, fährt in mein Dorf, das ist auch nicht gut manchmal, jeden Tag ich brauche vier oder fünf Stunden hin und zurück." (8-10) „Deswegen ich habe eine billige Wohnung. Ich habe jetzt eine Zimmer in gemeine Wohnung. Gibt drei, eine Mädchen und zwei Deutsche. Wir wohnen zusammen." (223-225)

> IP 6: „Es ist ein großer Heim in XX und alle hat eine eigene Wohnung." (80) „Ja, aber das ist gut, aber für vier erwachsene Personen nur zwei Zimmer und ich habe selber kein Zimmer und deswegen: Nein." (82-83)

> IP 7: „Also, ich früher, vor einem Jahr ich habe zwei Jahre, zweieinhalb Jahre in ein Unterkunft in einem Asylheim ich hab gelebt. Und dann seit lange hab ich

© Springer Fachmedien Wiesbaden GmbH, ein Teil von Springer Nature 2019
E. Strelow, *Flüchtlinge in der Altenpflegeausbildung*, Best of Pflege,
https://doi.org/10.1007/978-3-658-27347-7_5

nicht die Antwort von Ausländerbehörde, dass ich eine Erlaubnis hab bekom-
me, dass ich umziehen darf. Und das hat wirklich, wirklich sehr lange gedauert,
bis ich die Antwort endlich gekriegt hab. Also fast sechs Monate und wenn jemand eine Wohnung findet, ist wirklich sehr schwer, dass die umziehen. Und
die Wohnung hier ist auch sehr teuer und findet auch man nicht. Weil hier so
viele Personen und wenige Wohnung und das habe ich sehr Schwierigkeiten
bekommen." (6-13) „Jetzt Gott sei Dank ich wohne mit meiner Anfangslehrerin,
also bis jetzt, also, seit einem Jahr, seit mehr als ein Jahr, ich wohne mit ihr"
(16-17)

IP 9: „Nein, ich wohne in ein großen Haus, sehr groß Haus, mit zwei Familien.
Also, meine Familie und oben zwei Familien noch, drei Junge, ein Junge aus
Syrien und zwei Junge aus dem Irak." (7-9)

Die Teilnehmer kamen auf unterschiedliche Weise nach Deutschland. Einige
Teilnehmer konnten bzw. wollten sich nicht zu ihrer Flucht äußern. Die Teilnehmer, die hierzu Aussagen machten, berichteten von sehr belastenden Erfahrungen.

IP 1: „Ich bin mit dem zu Fuß, mit dem Auto, mit dem Schiff, Zug." (141) „Ich
bin, äh, ich wohne in, ich komme aus Afghanistan, meine Stadt heißt XX, in der
Nähe von diesem Land Iran. Ich war in Pakistan, ich war in Iran, ich war in Türkei, in Griechenland, Serbia, Kroatien und Maktunia und Österreich. Ja, genau,
und dann nach Deutschland. Und jetzt in Deutschland." (144-147)

IP 2: „Zwei Wochen von Afghanistan nach Iran mit Fuß gegangen. Ich bin mit
Fuß nach Iran gekommen. Von Iran nach Türkei noch mal ein Monat, ein Monaten zum, zum Beispiel 1 oder 2 Stunden mit Auto wir fahren, wir gefahren." (12-
14) „Mit Auto gefahren, dann ein Tag, zwei Tag noch mal mit Fuß, weil das ist
nicht einfach. Das ist sehr schwer, ja. Ein Monate. Dann von Iran nach Türkei
auch so. Von Türkei nach Griechenland mit Schiff. Ja, mit Schiff wir fahren, wir
gefahren nach Griechenland. Von Griechenland nach Serbia, Bulgarisch und
Österreich mit Fuß." (17-21) „Sehr schwer, sehr, sehr, sehr schwer, das war für
mich. Weil, nicht einfach das." (23) „In Bergen vielen in der Nacht ich habe
schlafen und leben ein Monaten oder 40 Tage in der Berg, in den Bergen, auf
der Straße auch geschlafen, das ist sehr, sehr schlimm. Ja, ist schwierig." (25-
27)

IP 3: „Nein, ich hab nicht zu Fuß. Ich hab viel Geld gezahlt. Ich war einmal in
Thailand und dann von Thailand bin ich hier mit dem Flugzeug gekommen.
Aber ich habe viel Geld gezahlt, was hatte ich in meinem Land, mein Papa hab
ich alle." (47-49)

IP5: „Nein, nicht zu Fuß. Mit Boot, Türkei, nach Griechenland und dann Maze-
donien, Kroatien, genau. Das war einfach, aber schwierig in Türkei nach Griechenland, das war ganz schwierig und war auf viel mehr Probleme mit die

Schlepperleute. Ja, das ist ganz schlimm. Ich will nicht denken vor diese Leute. Es war ganz schlimm, immer meine Frau ist, sie ist auch nicht alt, sie ist auch junge, und sie hat auch geweint und sie hat gesagt, ich will nicht gehen, weil muss in die Wasser und wir beide können nicht schwimmen. Ja, das ist ganz schwierig. Und wir dort an der Grenze, am Meer, meine Frau sagt nein, ich will nicht, ich habe auch gesagt, wir möchten zurück, wir muss warten, was soll ich machen. Sagt nein der Schlepper von Mafia, sagt nein, du hast nur eine Möglichkeit, gehst du oder hier tot. (hält sich mit der Hand angedeutete Pistole an den Kopf) Wie sagt man, er uns gezwungen, und alles dabei, wir haben keine Möglichkeit, müssen wir gehen und so. Ja, er hat auch mich geschlagen, und weil ich habe gesagt, nein, ich werde nicht gehen. Das war ganz ein schlimme." (152-165)

IP 8: „Das hat 22 Tage gedauert. Wir sind erst mal in der Türkei fast einen Monat geblieben in einem Hotel, sozusagen als Urlaub, ja. Nachher haben wir erst weitergemacht." (58-60)

Eine Person erlebte die Flucht zwar als schwer, allerdings bewirkte der familiäre Zusammenhalt eine positive Sichtweise.

IP 9: „Ja, sieben Länder! Aber, es war nicht schwer. Also, echt, wir haben Spaß gemacht diese Tage. 19 Tage war das. Es war sehr kalt, sehr, sehr kalt, aber wir haben Spaß gemacht, also mit meine Familie, ich weiß nicht wie die andere. Wir waren fünf Familien, wir haben kennengelernt auf der Straße und wir waren immer zusammen, aber jeder hat so andere Land gegangen, nicht mit uns." (329-333)

Durch die Kriege in den Heimatländern waren die Teilnehmer gezwungen zu flüchten. Zudem gab es auch keine Möglichkeiten mehr zu arbeiten oder zu studieren. Hierbei zeigten sich die unterschiedlichen Ausbildungs- und Arbeitswege.

IP 2: „Von Beruf bin ich Schreiner, auch Verkaufmann." (81)

IP 3: „Ich habe BWL gemacht. Ich bin Bachelor in Business Administration." (18-19)

IP 4: „Weil ich war als Lehrer von Beruf." (39) „Ja, ich war zwei Jahre in Universität als Dozent gearbeitet und vier Jahre in Jordanien als Lehrer gearbeitet und jetzt ganz, ganz andere." (41-42)

IP 5: „Ich habe bisschen früher in arbeiten gegangen und so." (182-183)

IP 7: „ich bin als Landwirtschaft groß geworden und dann habe ich, also als ich klein Kind war, also kann ich Kind sagen bis 13 oder zwölf Jahre und dann habe ich eine Werkstatt, also Mechaniker gearbeitet und danach habe ich, weil ich hab mich gut ausgekannt bei Fahr und dann hab ich seit vier Jahre als LKW-

Fahrer Lastwagen bei der USA ich hab gearbeitet. Ich habe von der Grenze Öl gebracht nach Kabul oder nach Kandarr, einer anderen Stadt." (44-49) „Da war auch, ich hab auch schwere Situation gehabt. Und da ist sehr schlimm, weil jemand, also fast alle hat Angst, weil die Taliban schießen Rakete, und ich hab auch viele Feuer, und die hatten die Lkw angebraten und mit Rakete geschossen gesehen. Also ich hab solche Sachen auch gesehen." (49-53)

IP 9: „zum Beispiel ich habe die Abitur gemacht und ich kann nicht weitermachen." (354-355)

IP 10: „weil bin ich studiert in Syrien Betriebswirtschaft. Habe ich gemacht sechs Semester, aber nicht abgeschlossen das wegen Krieg." (16-17)

Grundsätzlich kann die Aussage getroffen werden, dass alle Interviewpartner froh darüber waren, eine Ausbildung zu absolvieren. Obgleich es sich nicht durchgehend um den Wunschberuf handelte, sahen die Interviewpartner die Möglichkeit zu arbeiten bzw. einer sinnvollen Beschäftigung nachzugehen. Die Gründe für die Berufswahl dieses Ausbildungsberufes stellten sich in unterschiedlicher Weise dar. Einige Teilnehmer absolvierten vorher mehrere Praktika, andere wiederum suchten sich über eigene Informationen selbst einen Ausbildungsplatz und einige gelangten durch ihren Betreuer oder Freunde zu dieser Ausbildung.

IP 1:"und danach ich habe dieses FSJ gefunden. Beim XXXX in XX und dann habe ich Themen ausgemacht und dann habe ich mit den Chefin gesprochen und dann sie hat zu mir gesagt: Okay, Sie müssen erst einmal zwei Wochen Praktikum und danach wir müssen gucken. Dann habe ich erst einmal zwei Wochen Praktikum gemacht und dann nach zwei Wochen sie hat mir gesagt, Sie dürfen hier arbeiten, aber wenn, als FSJ. Und ich habe gesagt: Okay, und nach den fünf oder sechs Monaten mit der Ausbildung hab ich. (98-105)

IP 3: „„Das habe ich selber ausgesucht. Weil bin ich mit meiner Familie hier, ich habe drei Kinder, und ich möchte jetzt ein Arbeit, einen Beruf haben hier, und dann habe ich Altenpflegeausbildung gefunden. Das mache ich jetzt." (27-29)

IP 4: „Denn ich habe einen Betreuer, er hat mir gesagt, kannst du so machen oder kannst soso machen. Dann ich habe in Internet über diese Beruf, eigentlich das gefällt mir nicht, aber ich wollte ein schnelle Möglichkeit mit rausgehen. Dann ich hab das gefunden, dann ich habe eine, und mein Betreuer hat mir geholfen und hat im Internet gesucht und er hat einen Platz hier gefunden. Und denn ich habe nun diese Beruf angefangen." (16-25)

IP 5: „und ich mag nicht sitzen zu Hause, ich habe arbeiten, ich habe mehr Praktikum gemacht, aber dann ein Altenheim in der Nähe von unserem Heim, vorher wir waren im Heim, wir Camp sagen, ja, mit sieben Familien und dann ich habe in Restaurant Praktikum gemacht und auch bei Bäckerei Praktikum

zwei Wochen gemacht und dann nächste ist bei in Altenheim auch bei evange-
lischer Heim in XX und dann gefällt mir." (29-35)

Ein weiterer Grund war die Möglichkeit, sich sinnvoll zu beschäftigen und eine
bessere Perspektive zu haben.

IP 4: „Das ist traurige und lange Geschichte. Am Anfang ich habe an Bahnhof
gewohnt. Wir haben dort ungefähr 14 Monate gewohnt und durfte ich nicht zur
Schule gehen, ich muss immer zu Hause bleiben. Ich habe viel überlegt und ich
habe viele Freund von mir gefragt, was mache ich. Ich wollte schnell von diese
[…] Wohnung so rausgehen. (16-20)

Bei allen Teilnehmern zeigte sich, dass sie die Versorgung alter und kranker
Menschen in speziellen Pflegeeinrichtungen aus ihren Herkunftsländern nicht
kannten. Alte und kranke Familienangehörige wurden in der eigenen Häuslichkeit
gepflegt oder kamen in ein Armenhaus bzw. mussten auf der Straße leben.

Fragende: „Und da gibt es auch keine Pflegeheime?"

IP 1: „Nein". (25-26)

IP 2: „Wissen Sie, wissen Sie, was ich meine? Was, jetzt ist Krieg in Afghanistan, ist schlechte Leute so viel. Die gute Menschen so wenig ist in Afghanistan
nicht so alles wie merken ein anderer Leute, ein arme Leute, ein behinderte
Leute. Zum Beispiel auf der Straße steht zu arme Leute, aber jemand kann
nicht sehen." (44-47)

IP 3: „Nein, ich habe nicht. In Afghanistan ja wir pflegen unsere Eltern zu Hause, das ist eine Tradition bei uns. Dann ja, man weiß etwas über Pflege. Aber
nicht wie hier." (35-36)

IP 5: „Nein, gibt keine, gibt, aber ganz wenige, nicht wie hier in Deutschland.
Hier in Deutschland ganz andere. Hier ist gefällt mir, weil hier die alten Leute ist
ganz wichtig. Bei uns in Irak ist die Alte zum Beispiel ganz wenige gehen in Altenheim, wie zum Beispiel wie einen Sünde, die alten Leute gehen in Altenheim.
Bei uns in unserer Heimat in Irak, die sagen Nein, die Sohn oder Tochter
und so, zu Hause, warum sie nicht bleiben zu Hause, wenn jemand hat keine
Familie, dann muss er in Altenheim oder in Krankenhaus oder in die Straße."
(48-54)

IP 6: „Genau, genau. Also zum Beispiel ich selber ich hab meine Oma war zu
Hause und hat meine Mama versorgt, meine Tante und gibt kein einfach Senio-
renheim." (41-42)

IP 8: „Ja, und das wollte ich Ihnen auch sagen, dass meine Heimat keine Pflegeheime wie Deutschland gibt. Das können Sie auch auf die Finger zählen, und

wenn man auch zum Beispiel seine Eltern ins Altenheim schickt, dann wird man auch richtig kritisiert von der Gesellschaft. Man macht das nicht bei uns." (74-77)

IP 9: „Nein gar nichts! Also, es gibt nur eine habe ich gehört. Meine Oma war da Arbeit, sie hat gesagt, die Mitarbeiterinnen, das Essen und schlagen die alten Bewohner. Das passiert bei uns so." (81-83)

IP 10: „Zum Beispiel in Damaskus, ich komme aus Damaskus, in Damaskus zum Beispiel gibt es ein, nur ein Heim oder zwei Altenpflegeheim." (36-37)

Daher war das Berufsbild auch unbekannt, was insbesondere im sozialen Umfeld zu Ablehnung und Konflikten führte.

IP 9: „Meine ganze Familie hat gesagt, ja, weil bei meiner Oma und mein Vater Arbeit auch so wie mir in unserer Heimat, also, dann ich hab das gemacht. Aber, so viele von meiner Familie haben gesagt: Nein, also wie kannst du, weil das darf nicht, so und so. Und bis jetzt alle reden. Aber ich habe gesagt, ich bin nicht im Irak, ich bin hier in Deutschland. Trotzdem ich will meine Arbeit machen. Das ist Spaß zu mir auch." (93-98)

Insbesondere bei den religiösen Aspekten wurde eine unterschiedliche Sichtweise deutlich. Einerseits gilt es als Pflicht, kranken Menschen zu helfen, andererseits gilt die Arbeit als schmutzig oder sogar verboten. Dies kann dazu führen, dass einige Teilnehmer ihren Familien oder Mitbewohnern nichts davon erzählten. Andere Teilnehmer hingegen erhielten Zuspruch von Freunden oder der Familie.

IP 1: „Niemand weiß!" (58). „Weil ich sage nichts." (62) „Das ist privat." (64) „In Afghanistan gibt Nix, gibt gar Nix zum Beispiel in Altenheim oder Pflege und man, jemand, zum Beispiel will arbeiten bei mir im Heim und niemand hat gearbeitet, und wenn jemand hört, Arbeit in Heim oder in Pflege, dann sagt nein. Ich arbeite Nix, deswegen ich sage nichts." (70-73)

IP 4: „Nein, nein, nein" (27) „Das ist auch verboten auch bei mir." (33) „Komplett verboten. Weil darf ich nicht, die Schämen von andere Leuten sehen. Und wenn ich sage, das wäre das Teil, für meine Familie sie sagen, dass ich, du hast uns getäuscht." (37-39) „Weil das ist auch schlimm. Jetzt, weißt du, viele von mein Kollege: Was arbeitest du? Immer gleich fragen. Wie kannst du das schaffen? Wie kannst du diese, die alte Leute waschen oder duschen oder? Das ist schlimmer immer sagen auch: Putzt Arsch. Oder so. Das ist auch, ich find das schlimm, aber deswegen die Deutsche sagen ganz andere. Die Deutsche sagen: Ah, X, du machst am besten. Du bist so toll. Aber arabische und diese Leute sagen: Ah, wie kannst du das schaffen und so immer –" (241-247)

IP 5: „Und ich denke nein, ich bin zufrieden und meine Familie auch. Sie, wie sagen auf Deutsch, sie stolz für mich, sie sagt, sie sagen, XX arbeiten gut, gute Arbeiten und so und die Altenheim und die Bewohner, die zufrieden." (106-108)

IP 6: „Also, ich habe am Anfang niemandem gesagt, ich mach dieser Ausbildung. Besonders meine Freundinnen, wir waren alle in die Schule und die finden diese Ausbildung ist, ist eklig und so. Also, ich habe am Anfang niemandem gesagt gehabt." (87-90)

IP 8: „Die meinen zu mir, dass es gute Berufswahl für dich, da du das auch gerne machst und du hast auch das Ziel vor deinen Augen. Und das wird auch reichen. Die drücken mir auch die Daumen und die haben auch keine Argumente, dass ich auch diesen Beruf erlerne. Dass das auch vielleicht das falsche für mich wäre." (24-27)

IP 9: „In unserer Religion das ist verboten. Ich verbote auch, meine Mutter sehen, wenn sie hat keine Kleidung. Das ist verboten für uns. Aber ich habe gesagt vor meinen Eltern, wenn ich mache meine Arbeit und ich bin zufrieden, wenn die Bewohner, also wenn zum Beispiel mit die Bewohner arbeite und die Bewohner zufrieden auch, dann bei mir das ist egal, ob das verboten oder nicht." (88-93)

IP 10: „Meine Familien, sie hat verstanden, was bedeutet diesen Arbeit und sie hat keine Problem mit diesen Beruf, weil das ist menschliche Beruf." (95-96) „Menschliche Arbeit. Wir haben keine Problem mit diese Beruf." (98)

Ein wichtiger Aspekt war der Wunsch, den Menschen helfen zu können.

IP 2: „Ich habe, ich kann nicht die anderen helfen von Menschen, ich habe keine Geld für helfen. Ich habe arme Leute helfen oder behinderte Leute helfen. Wenn ich kann helfen, man muss für einen anderen auch denken." (136-138)

IP 5: „Ja, das ist, ich sagen ehrlich, nicht gefällt mir ganz 100 %, aber ich denke immer, weil, wenn ich alt geworden, danach will auch gleiche wie die Bewohner, wie unsere Familie, ich sehen immer, die, die, die Oma oder meine Mutter ist nicht dabei, aber ich liebe meine Beruf und wenn ich Pflege, ich pflege nicht, nein, dass ich muss oder so, nein, ich mach gerne. Ja, weil ich glaube, mit Herz ich arbeite. Und ich denke immer, das ist gut und ich bin zufrieden mit meiner Arbeit." (95-100)

IP 6: „Und also ich gehe, und wenn ich Zeit habe, und setze mit und sage: Warum weinen Sie? Also und denn, die brauchen jemand und, die Zeit hat und mit denen bisschen sprechen kann. Und wenn ich Zeit habe, dann mache ich mit die alte Leute. Ich finde, es ist sehr gut, und ich liebe jetzt die alte Leute, wenn ich jetzt in Zug sehe die Leute oder auf die Straße, ich habe Respekt, voll Respekt vor die Leute und, ja." (137-145)

IP 9: „Ja, meine Mutter und mein Vater, mein Vater hat gesagt, wenn du hilfst
also Menschen, das wird sehr gut. Und Gott wird auch nicht böse sein. (107-
108)

IP 10: „Nein, das nicht genau, weil im Islam gibt es ein paar Sachen, das ist
okay, das ist vielleicht, vielleicht mit die, mit eine Frau geholfen, ja, okay, darf
nicht sehen, darf nicht anfassen oder so, aber mit diesem Punkte krank, im Islam kein Problem, weil die Leute ist krank und die, wenn die Leute krank, dann
muss helfen." (103-107)

Der Wunsch zu helfen ging dabei auch über die Arbeitszeit hinaus. Einige Teilnehmer engagierten sich neben der Ausbildung auch ehrenamtlich.

IP 2: „Genau. Ich habe jetzt zum 25 Bewohner, aber bei 15 bei 25 Bewohner,
ich habe immer 5 Minuten, 10 Minuten später immer zu Hause gehen." (268-
269)

IP 4: „Und jetzt in mein Dorf ich betreue drei Familien. Nach der Arbeit oder
nach der Schule ich gehe zu Rest der Familie. Vielleicht sie brauchen Hilfe bei
Waschen oder so. Ich mach das, dann ich zurück in meine Wohnung. Ich mach
etwas in Backofen oder ich mach kochen. Denn ich gehe zu andere Familie, ich
betreue, dann ich gehe nochmal zu Hause, ich schaue, was ist passiert mit
meinem Kochen. Dann ich gehe dritte Familie und alle kostenlos, ich kriege
kein Geld dazu." (187-193)

IP 5: „Meine Frau, sie hilft immer, sie hat schon gelernt hier, sie hat schnell in
die Deutschkurs und sie immer, sie kommt auch manchmal in Altenheim, sitzen
mit den Bewohnern, mit meinem Kind jetzt auch, und sie früher auch, sie hat
gesagt, dass das ganz guter Job. Die alte Leute wir brauchen jemanden helfen
und so." (102-105) „Und mit Spaß ist alles gut, ich arbeite, ich gehe arbeiten
und so und läuft schnell die Zeit, nicht wie Schule, Schule ist mir zu langweilig.
Wenn ich arbeite, ich bleibe hier halbe Stunde, 1 Stunde nach der Arbeit. Ich
will auch mal mit die Bewohner ein bisschen sitzen und so. Sprechen, ja." (128-
132)

IP 9: „Weil zum Beispiel, wenn ich habe frei, trotzdem ich gehe zur Arbeit, ich
will nicht zu Hause bleiben, ich habe Urlaub, also mein Urlaub fängt am 15.8.,
August an, ich habe gesagt, ich will nicht mein Urlaub, also ich habe Urlaub,
aber trotzdem ich komme zur Arbeit. Ich habe Bescheid gesagt, weil ich ver-
misse die Bewohner. Also ich gehe jede Wochenende, so am Samstag oder
Sonntag, weil Sonntag gibt es nur drei Mitarbeiter und kann nicht mit 28 Bewohnern das machen, ich gehe und bisschen helfen und dann nach Hause."
(258-264)

Die Ausbildung selbst wurde unterschiedlich bewertet. Besonders die Anforderungen in der Schule empfanden die Teilnehmer als schwierig.

IP 9: „Ja. Ich mag die Arbeit sehr viel, weil so Schule, ich finde die Schule so
ein bisschen schwer, weil mit Lernen das fällt bisschen schwer für mich. Also,
ich habe bis jetzt keine schlechte Note, ich habe 1,0 mit mündliche Prüfung und
ich habe vier gehabt in Klausur und ich weiß nicht, also, ich habe am Freitag
eine Klausur auch. Ich lerne jeden Tag." (158-162)

Dies lag oftmals darin begründet, dass die Teilnehmer Sprachbarrieren überwin-
den mussten. Nicht alle Teilnehmer hatten die deutsche Sprache in Integrationskursen erlernt. Einige aber hatten diese Kurse besucht und zum Teil bis B1 abgeschlossen. Andere Teilnehmer hatten die Sprache durch das Fernsehen oder
Radio, durch den alltäglichen Umgang mit Kollegen, Bewohnern oder Freunden
erlernt. Hierbei nahmen regionale Dialekte eine besondere Rolle ein.

IP 1: „Ich bin seit ungefähr zweieinhalb Jahren nach Deutschland gekommen
und hab ich nur 2016 hab ich nur drei Monate in A1 gelernt und ich bin nur drei
Monate in Schule, zur Schule gegangen. Und hab ich A1, Buch A1 hab ich gelernt und danach zu Hause selber gelernt." (119-122) „Also, ich habe selber gelernt und ich hab so viel Film von Deutschland hab ich gesehen und geguckt.
Und überall habe ich versucht, ich wollte Deutsch lernen, ich muss Unterricht
und Schule, aber niemand hat mir geholfen, von Schule." (126-129)

IP 3: „Ja. Am erst Mal, ich war nicht einfach. Weil alle Bewohner, die sprechen
schwäbisch, das war nicht einfach. Jetzt ja." (41-42) „Ich hab Deutschkurs bis
A2 gemacht. Dann mache ich Ausbildung." (51)

IP 4: „Nein, nur ein Monat, denn nur auf Straße, ich war diese auf Sportheim
und Tennisheim, der Tennisverein und der Sportverein, spiele Fußball, aber ich
hab nur zwei oder drei Monate gespielt." (147-149) „Weil das hilft mir für die
Sprache. Ich versuche, jetzt Schwäbisch lernen oder so. Nicht lernen schon
verstehen. Ja, ich kann jetzt viele Worte auf Schwäbisch. Das macht Spaß und
so mit all die Leute." (195-197) „Ja, jetzt gibt eine Umfrage, letzte Woche war in
Zeitung. Und diese meine Bekannte, sie arbeitet in Zeitung, sie hat mich über
das gefragt, sie mir gesagt, was ist deine Traum für Sprache? Oder was willst
du lernen? Ich hab gesagt: Schwäbische Sprache." (199-202)

IP 5: „Ah, jetzt ich verstehe und, ja, ich will jetzt, ich mach nächste Monate B1-
Prüfung und hoffentlich dann alles schaffen, aber ich schaffe bestimmt." (41-42)

IP 9: „Am Anfang das war bisschen einfacher, weil ich hab bisschen gelernt von
die erste Jahr, zum Beispiel mit Waschen, Duschen und so. Aber jetzt wird
bisschen schwer, also die Lehrerin erklären sehr gut, sehr, sehr gut und wenn
wir nicht verstanden sind, sie macht ein Beispiel zum Beispiel. Aber wir müssen
richtig so viel lernen. Weil wir kennen nicht die Krankenheit, und ich muss zum
Beispiel die Krankenheit übersetzen und Definitionen, Maßnahmen, Symptome,
Diagnose, alles und danach lernen, wie kann diese Wort schreiben, weil, wenn
ich mir vorstelle, das schreiben und kommt ein Buchstabe falsch, das kommt al-

les falsch. Deswegen muss erst einmal übersetzen, lernen, wie kann das schreiben zu meine Mutter. Also, zum Beispiel meine Mutter sagt zu mir, sie lesen und danach schreiben das. Und danach lernen das." (66-77) Zum Beispiel wenn ich will Deutsch rede, ich kann nicht auf Arabisch denken, wie kann ich etwas sagen. Kann ich das nicht. Ab sofort auf Deutsch." (250-252)

IP 10: „Ja, das bisschen schwer für mich, glaub ich, und deswegen auch gibt es in diesem Beruf, Ausbildung in der Schule hochdeutsch, Hochdeutsch soll ich reden und vielleicht mit dem Arzt dann, vielleicht reden und soll ich verstanden, was sagt der Arzt, wenn eine Situation zum Beispiel: der Arzt hat Visite mit einem Bewohner, soll ich verstanden genau, was sagt der Arzt." (62-66) „Ja, habe ich. Das war vor dem, vor dem Praktikum gemacht, habe ich besucht B1-Niveau und B2." (69-70) „Und mit, mit ein Jahre oder zwei Jahre ich finde meine, meine Sprache ist besser. Und so ich gelernt ein bisschen und mit dem auch, versucht mit dem Fernsehen viel gesehen, mit dem Radio viel gehoren." (89-91)

Die Betreuung in der Praxis wurde von den Teilnehmern eher kritisiert. Die in der Ausbildungs- und Prüfungsverordnung geforderte Praxisanleitung fand bei den Teilnehmern nur unzureichend Anwendung. Lediglich ein Teilnehmer war mit der Praxisanleitung zufrieden.

IP 3: „Ja, das ist 7-10 Bewohner muss man versorgen. Ja. Wenn ich habe Frühdienst oder Spätdienst, ja. Muss man 7-10 Bewohner." (57-58) „Wie oft zeigt der? Ist nicht zu viel, aber manchmal, weil ich habe eine Frage, frage ich meinen Anleiter und er erklärt mir. Ja. Ich habe einen Anleiter, einen Mann." (75-77) „Nein, nicht so oft kann man das nicht. Weil das ist so, weil er hat eine Schicht mit mir, dann ich frage ich meine Frage, das kann man nicht sagen, wie oft." (81-82)

IP 5: „Praxisanleitung, ähm, ich sagen, ganz ehrlich, ist wenige, ganz wenige. Zum Beispiel ich bin seit zwei Jahren beide in der Schule und in Praxis. Ganz wenige Zeit, 6/8 Monate ich habe gar nix Anleitung gemacht mit meinem Mentor. Wegen dass jeder kommt einmal vor, eine Anleitung, und die geht weg und die kommt andere und zum Beispiel jetzt ich habe 25., 26. Praxisbesuch und ich hab da nix Anleitung. Aber ich gehe Nachmittag, bei Klassenlehrerin von uns und übe bisschen mit die Bewohner, ich werde mit ihr machen Praxisversuch. Üben. Zum Beispiel erst einmal ich spreche mit unserer Chefin und sie darf. Sie darf immer kommen und einfach bisschen üben. Ja. Aber bis jetzt ist ohne Anleitung. Aber läuft alles gut, alles Eins Komma, also nicht über Zwei. Nur erste Praxisbesuch mit zwei. Aber alle 1,2 oder 1,3 und 1,7 auch einmal." (78-88)

IP 6: „Ganz wenig, ja. Also zum Beispiel mein letzter Praxisbesuch, ich hatte nur zweimal. Bis jetzt hatte ich nur zweimal Anleitungstag gehabt und nicht mehr. Also, in meinem Praxisbesuch war meine Mentorin auch nicht dabei. Ich war allein mit die Lehrer und ich hab trotzdem geschafft und habe eins bekommen. War nicht einfach natürlich, aber, ich glaube, die haben keine Zeit mehr und, wie Sie gesagt haben, überall ist so." (117-122)

IP 7: „Also, das ist auch eine anderes Sachen, weil ich hab einen Anleiter bis jetzt und wir haben noch nie so im Heim so Anleitung gehabt. Also fast zwei Jahre ich habe nur dreimal mit meinem Mentor Anleitertag gehabt und die Reste ich habe einen Anleitertag gehabt, aber irgendwo ein Personal fehlt und mussten, konnten wir nicht oder haben wir 2 / 3 Stationen an diesen Tagen versorgt, das war, also, was ich habe gelernt hier in der Schule, also von meiner Anleiter ich habe ein bisschen bekommen." (67-73) „Bei mir ist auch so, ich hab jedes Mal so bis jetzt ich hab dreimal Praxisbesuch gehabt und meine Anleiter war noch nie bei mir. Und hat mir gar nichts geholfen. Und hat also quasi sagen, ich hab was in meinem Kopf gehabt und habe ich auch in meinen Praxisbericht rein geschrieben. Also, ohne meine Anleiter. Das mich irgendwie so beibringen. Das man macht so, man macht so, also hat noch nicht so gehabt. Und ich hab auch eine schwere Situation mit meinem Anleiter."(75-81)

IP 8: „Also, im Monat zwei Tage, aber aus meiner Sicht, alles, was mir gezeigt wird, ist auch Praxisanleitertag. Also, mir wird fast jeden Tag was Neues gezeigt und das ist mir auch viel wert." (36-38)

Auf die Frage nach schwierigen oder belastenden Faktoren antworteten die Teilnehmer, dass die Pflege andersgeschlechtlicher zunächst ungewohnt oder schwierig war.

IP 6: „Also, am Anfang natürlich konnte ich einfach nicht bei den Männern sein, aber ich habe einfach gelernt und habe mir gedacht, jetzt bin ich in Deutschland und nicht mehr in meinem Heimatland und hier ist einfach, alle sind gleich und ich kann auch einen Mann pflegen und ich mach jetzt auch Männer. Kein Problem." (54-57)

IP 9: „Also, jetzt nur Frauen habe ich. Aber der Mann zum Beispiel, wir haben Männer, aber wenn die Männer müssen zum Beispiel zum Toilette gehen, ich gehe mit die Männer auch. Das ist egal. Aber früher, am ersten Ausbildung, ich habe Männer aufgemacht. Wenn die in ambulant gearbeitet haben." (127-130) „Also, erste Mal, erste Mal das war sehr schwer, ich kann nicht anfassen, oh, das war echt sehr schwer." (132-133) „Ja, mein Begleiter hat gesagt: Wenn du kannst nicht arbeiten, dann einfach nicht diese Ausbildung machen. Ich habe gesagt: Nein, ich brauche ein bisschen Zeit, weil das war erste Mal zu mir. Danach ich habe das gemacht. Ja, danach das war einfach zu mir." (135-138)

Ein weiterer belastender Faktor war der Umgang mit Sterbenden. Hier zeigte sich, dass die Teilnehmer die Situation als ausgesprochen schwer empfanden.

IP 7: „Also, gibt ja einige Sache, dass, also, ich kann nicht leiden die Sterbebe-
gleitung, Sterbeprozess. Also, dass die ein Bewohner oder ein Patient im Sterbeprozess ist, und darf man nicht denen helfen, und das kann ich nicht leiden,
wenn jemand kann nicht atmen oder liegt schlecht im Bett oder" (124-127)

IP 8: „Also, im Praktikum, da hatten wir einen Notfall im Wochenende mit, mit
einem Bewohner, da ich Praktikum gemacht, und ich wollte reanimieren. Ich
kann das. Aber die meinen zu mir: Nein, in Patientenverfügung steht, die möchte nicht reanimiert werden. Und das fällt mir immer noch bis heutzutage schwer.
Aber ich halte mich daran. Ja klar. Der Patient wünscht sich, dass er nicht reanimiert wird. Und das wird akzeptiert." (104-109)

IP 9: „Nein, also nur bei wenn die Bewohner sterben. Also erste Mal bei mir,
letztes Jahr, ich habe die erste Praktikum, nein die zweite Praktikum gemacht,
ein Mann war im Krankenhaus und der Arzt hat gesagt für die Tochter er wird
sterben." (171-173) „Das war Wasser voll und der Mann war Sitz, aber gibt es
etwas die Sitze, wo die Duschen? Aber, das war ganz mit Wasser und der
Mann hat auch sofort gestorben. Also, Kopf war im Wasser, ich habe gesagt:
Vorsicht, bitte komm und mir helfen, weil der Mann im Wasser war. Sie hat gesagt, ich kann nicht, weil er ist schwer. Ich rufe jemanden und kommt. Und ich
habe gesagt, ja das war echt sehr schwer." (182-187) „Ich habe drei Tage nicht
zur Arbeit gegangen, ich habe gesagt, ich mach einfach kündigen, weil ich will
das nicht mehr. Ich habe das erste Mal zu mir gesehen. Das war sehr schwer
für mich." (201-204) „Und nächstes Mal im Altenheim diese Frau, sie hat mich
die Deutsch gelernt bei mir, sie hat auch gestorben, ich habe auch zwei Tage
nicht zur Arbeit gegangen. Ich habe gesagt, ich, ich will nicht mehr diese Arbeit.
Weil ich mag die Bewohner und alle sterben und kommt neue und neue und
sterben, das ist schwer für mich." (206-210)

Trotz der belastenden Faktoren ergab sich ein positives Meinungsbild bezüglich
der Pflegebedürftigen und der Kollegen. Gerade hier zeigte sich die Freude an
der Ausbildung.

IP 2: „Das ist zu mir leicht. Das wegen warum ich komme zu dieser. Das ist so,
so viel für mich ist in Altenheim so leicht und bei alles meine Bewohner und
Bewohnerinnen und Kollege, Kollegerinnen, das ist immer Spaß." (90-92) „Ich
habe so merken von der XXXX, von diese Teller bei Bewohner, Patient, und
dann zu mir hat gesagt: X, du bist eine super Kellner." (204-205) „Weil eine
kranke Leute oder eine behinderte Leute zu mir hat gesagt: Du bist gut. Und für
mich zufrieden ist." (212-213) „Oder, oder, ja, das ist krank, immer zu mir gesagt: Oh, X, du bist eine gute Leute und sehr nett. Und das ist für mich, ich
kann nicht sagen, was, was ich bin Glück so, das ist, ich habe immer merken,
warum ich komme nicht so vier Jahre hier Arbeit." (220-223)

IP 6: „in Deutschland die Leute werden bisschen älter als Afghanistan, es ist
unterschiedlich, in Afghanistan mit 60 / 70 stirbt man einfach, aber hier, also,

Gott sei Dank, manche Leute werden 90 und manchmal auch 100. Das, ich finde, ist toll hier." (47-50)

IP 7: „Ja, also, kann man viel sagen, aber was mich macht fröhlich, dass die alten Leute sind sehr dankbar. Und heute ich hab erste Tag bei ambulanter gehabt. Da habe ich viele, also viele Geschenk bekommen. Also eine alte Frau,
die war Bauer, Bauerin, und hat einen kleine Laden, also neben Haus und da
hat Apfel, egal was, Lebensmittel hat verkauft, also Milch oder solche Sachen,
Käse, Butter und hat mich ein Tüte Apfel gegeben und sechs Eier." (94-99)
Doch, auch [Kollegen]. Also manchmal gehen wir in die Stadt spazieren, wenn
wir frei haben. Und wir schreiben und gehen wir uns treffen oder irgendwo. Also, Kino oder vielleicht in Park, also, gehen wir gerne schwimmen, alle zusammen. (152-154)

IP 8: „Pflege, also ältere Menschen bis zum letzten Stück ihres Leben begleiten. Das ist, das hat auch große Bedeutung für mich. Man begleitet die Menschen bis zum letzten Moment ihres Lebens und dann verabschiedet sich man
von denen. Das ist auch hart, aber." (68-71)

IP 10: „Ja, ja. Ja, gefällt mir, deswegen ich mag die mit, mit alte Menschen Arbeit und allgemein mit Menschen mag ich Arbeit, nicht alleine immer." (53-54)
„Ne, ne, ich bin, ich bin zufrieden mit, mit diesem Beruf und meine Kolleginnen
in der Praxis und in der Schule. Alles sehr nett und ich finde, dass auch die
deutsche Leute auch immer mit mir zu helfen, mit dem Sprache, wenn sie verstanden, was, was hab ich gesagt." (79-82)

Hinsichtlich der Zukunftsperspektiven äußerten sich die Teilnehmer durchweg
positiv. Hierbei lagen die Ziele und Wünsche insbesondere darin, zu arbeiten und
für sich selbst sorgen zu können. Aber auch Weiterbildungen, Studium und
Selbstständigkeit waren nennenswerte Aspekte.

IP 1: „Wenn ich Lust habe, nachher, nach dieser Ausbildung. Ich wollte auch
studiert machen, aber ich muss gucken erst mal. Danach Ausbildung, danach
ich muss gucken." (87-89) „Von Zukunft hoffe ich, ich bleibe hier in Deutschland. Das ist wichtig für mein Leben. Ja, genau, und nach dem Ausbildung ich
muss gucken. Und danach mache Bildung weitermachen. Ja genau, und vielleicht jetzt ich mache Ausbildung als Altenpfleger und danach vielleicht Kran-
kenpfleger und danach weitermachen. Ich muss gucken." (113-117)

IP 2: „Ich bin zufrieden von Beruf, von diese Beruf. Und Zukunft wir zusammen,
drei Personen, wenn ich bin in Deutschland, ich kann das vielleicht eine Altenpflege, von, was heißt, mit Auto machen das." (100-102) „Ambulante Pflege.
Dankeschön. Wir zusammen organisieren so diese Arbeit." (104-105) „Fünf
Personen organisieren, ich habe merken von diese Beruf Zukunft in meine
Wohnung, ich weiß nicht, wenn ich bin in Deutschland, dieser ambulante Dienst
wir machen" (110-112)

IP 5: „Ja, ich habe erste Mal, ich, bei meinem Leben ist immer Schritt für Schritt. Erst einmal Prüfung mach weiter Fachkraft, und wenn ich habe Fachkraft gehabt dann ich arbeite 2-3 Jahren und vielleicht mache auch weiter. Nicht 100 %, aber erst einmal ist Besuch nächsten Monat bestanden und dann mach weiter." (113-116)

IP 6: „„Die denken einfach falsch und die Gedanken sind einfach, ich glaube, alt und ich glaube falsch, weil in Deutschland, ich glaube, braucht man viele Fachkräfte und es ist ein, ich finde jetzt auch, ist ein tolles Beruf. Und ich will auch unbedingt weitermachen." (109-112) „also ich möchte später Medizin studieren. Ist das natürlich nicht einfach, aber es ist mein Wunsch und, ja, auf jeden Fall möchte ich studieren." (149-150) „Und ich habe gesagt: ja, weil ich später meine Träume, meine Ziele, ich will jetzt, ich muss jetzt diese muss jetzt weitermachen hier, sonst komme ich nicht zu meine Ziele und so." (192-194)

IP 7: „Also, ich bin froh, also, ich hoffe, wenn ich in meine Ausbildung fertig bin, und dann kann ich im Krankenhaus oder also ich bin in richtige Weg und ich mache weiter. Vielleicht kann ich eine Heim also als PDL oder als Chef vielleicht kann ich solche Sachen weitermachen." (168-171)

IP8: „Und ich bin froh, dass ich in dieser Arbeit bin, und weil in die und da habe ich auch richtig gute Lebensperspektiven." (5) „Ich will erst einmal ein paar Jahre Erfahrung sammeln und dann nachher vielleicht mach ich eine Weiterbildung zum Praxisanleiter, vielleicht ziehe ich auch nach XX, auch im XXXX mache ich das." (87-89) diesem Beruf wird man nie arbeitslos." (174-175)

IP 9: „Also, ich hoffe Weiterbildung machen, nicht drei Jahre und danach Arbeit." (274) „Also ich möchte noch zwei Jahre Ausbildung machen, Weiterbildung und danach selbstverständlich, weil ich möchte meine eigene Arbeit machen zum Beispiel mit ambulant." (276-278) „Ich will nicht stationär arbeiten. Weil, also, ich möchte einfach eigene Arbeit machen zu mir. Aber ich hoffe, wenn ich bestanden. Aber trotzdem, wenn ich bestanden nicht, ich mache auch weiter." (280-282)

IP 10: „Hm, wenn ich diese Ausbildung geschafft, ich denke, bei XXXX arbeiten ein paar Jahre und dann weiter lernen können, meine Sprache gut verbessern. Ich denke auch, mach ich eine Weiterbildung und dann, und dann so." (135-137) „Weil bin ich momentan 30 Jahre alt und ich finde, bin ich noch jung, geht lernen, nachdem vielleicht vier Jahre, nach dem vier Jahre hab ich gedacht so, hab ich gedacht so nach dem vier Jahre ich kann Weiterbildung machen." (139-141) „Oder Universität, Manager, Pflegemanager." (143)

Lediglich eine Person äußerte, noch nicht zu wissen, wie es nach der Ausbildung weitergehen sollte.

IP 4: „Jetzt ich habe eine Moglichkeit nach zwei Monate, wenn ich mache meine, diese Zwischenprobe fertig, dann ich muss viel über, überlegen. Ich mach meine weiter, vielleicht ich mache meine Ausbildung fertig jetzt, weil das ist nicht meine Traum, das ist nicht mein Beruf. Ich mach das gerne und ich bin fleißig und ich biete Reste oder so, klar, aber trotzdem ich finde, das ist nicht mein Beruf." (370-374) „Jetzt vor drei Monate meine Chefin hat mir gesagt: X, ich hoffe, dass Sie hier immer bleiben, aber ich glaube das nicht. Sie finden ande, andere Möglichkeit. Sie machen jetzt diese Beruf und du hast schon studiert, du kannst jetzt eine andere Weg gehen. Aber das brauchte Zeit." (378-381)

Die Interviews ermöglichten einen tieferen Einblick in die Situation und in das Erleben der Teilnehmer in der Altenpflegeausbildung.

Die Ergebnisse aus den Interviews sollen nunmehr im folgenden Kapitel diskutiert werden.

5.2 Diskussion der Ergebnisse

Die Frage, wie sich die Situation und das Erleben von Flüchtlingen in der Altenpflegeausbildung darstellen, konnte mit Hilfe der Interviews beantwortet werden. Hierbei zeigte sich vor Beginn der Interviews ein etwas zögerliches Verhalten, was darin begründet lag, dass der Begriff „Interview" auch als Bezeichnung für die Gespräche im Asylverfahren genutzt wird. Dieses Missverständnis wurde aufgeklärt und es wurde deutlich gemacht, dass es sich um ein Gespräch für eine Forschungsarbeit im Rahmen eines Studiums handelte. Die Teilnehmer waren alle bereit, sich zu den Themen zu äußern. Hierbei wurde deutlich, dass die Möglichkeit, überhaupt eine Ausbildung zu machen und sich sinnvoll zu beschäftigen, eine wesentliche Rolle spielte und als Chance für eine bessere Zukunftsperspektive gesehen wurde. Obwohl es nicht für alle Teilnehmer der Wunschberuf war, äußerten sie ein positives Bild von der Altenpflege. Die Erwartung, dass die Versorgung von weiblichen und männlichen Pflegebedürftigen als Belastung angesehen wird, konnte nur zum Teil bestätigt werden. Obgleich es für einige Teilnehmer Überwindung gekostet hatte, waren die Aspekte, Menschen helfen zu können und professionell mit den Tätigkeiten umzugehen, vordergründig. Einfluss nahmen hierbei auch die Wohnsituation und die sozialen Kontakte. Das Leben in einer Asylunterkunft erschwerte einen unbefangenen Umgang mit der Ausbildung deutlich, was sich dahingehend zeigte, dass die Teilnehmer nichts von ihrer Ausbildung erzählten - einerseits weil die Arbeit als schmutzig und sogar als verboten gilt, andererseits weil andere Mitbewohner noch keine Ausbildung machen konnten und es daher zu Missgunst und Konflikten hätte kommen

können. Je selbstständiger die Lebensführung war, je eher ein eigener Wohn-
raum zur Verfügung stand und die sozialen Kontakte multikulturell gestaltet waren, desto positiver war der Umgang mit dem Beruf. So gelang es auch einigen
Teilnehmern ihre Familien von der Ausbildung und den Tätigkeiten zu überzeu-
gen und Unterstützung zu bekommen. Bemerkenswert war die Hilfsbereitschaft
der Teilnehmer. Die Versorgung von alten und kranken Menschen in Deutschland wurde als sehr positiv beschrieben. In den Herkunftsländern wird die Pflege
von der Familie und hier hauptsächlich von Frauen durchgeführt. Wenn es keine
Familie gibt, werden die Menschen schlichtweg nicht versorgt. Selbst, wenn ein
Pflegeheim vorhanden ist, gilt es als verpönt, einen Menschen dorthin zu geben.
In Deutschland erlebten die Teilnehmer die Versorgung und Beschäftigung alter
Menschen als sinnvoll und wichtig und sie verbrachten zusätzliche Zeit bei den
Bewohnern oder sie engagierten sich ehrenamtlich. Der Umgang mit Sterbenden
oder dem Tod wirkte sich belastend auf die Teilnehmer aus. So war es einer
Person nach dem Versterben eines Bewohners für einige Tage nicht mehr möglich, zur Arbeit zu gehen. Inwieweit es hier Unterstützung gab, wurde nicht deutlich. Ob dies mit den Erlebnissen im Herkunftsland oder auf der Flucht zusam-
menhängt, kann nicht belegt werden, da auch deutsche Auszubildende diesbe-
züglich Probleme äußern. Eventuelle Auswirkungen der Flucht wurden nicht erfragt oder von den Teilnehmern angesprochen. Was die Praxisanleitung angeht,
kann die Aussage getroffen werden, dass diese eher nicht oder nur unzureichend
stattfand. Dies ist sicherlich den strukturellen Bedingungen in den Pflegeeinrichtungen geschuldet und ist im Personalmangel und zu geringen Zeitressourcen
begründet. Ein besonderer Aspekt liegt auf dem Erwerb der deutschen Sprache.
Anders als im Asylverfahren beschrieben, haben nicht alle Teilnehmer einen
Sprachkurs besucht. Dies lag entweder daran, dass keine Kurse angeboten wurden oder es wurde aufgrund des Status nicht erlaubt, einen Kurs zu besuchen.
Teilweise wurden Kurse besucht, dies aber nur für eine kurze Zeit. So lernten ei-
nige Teilnehmer die Sprache durch das Fernsehen oder das Radio bzw. durch
Freunde, Kollegen und Bewohner. Auch das geforderte B1- oder B2- Niveau
wurde von den Schulen nicht durchgängig verlangt. Hierfür wurden bisweilen
Nachhilfekurse angeboten. So waren alle Teilnehmer in der Lage, dem Unterricht
zu folgen, ihre Situation zu schildern und über ihre Gefühle zu sprechen. Die
Teilnehmer fühlten sich meist gut integriert und pflegten Kontakte zu Freunden,
Betreuern und Kollegen. Lediglich die Ungewissheit über den Ausgang des Asylverfahrens wirkte sich bedrückend auf einige Teilnehmer aus. Der Wunsch, in
Deutschland leben und arbeiten zu können, wurde mehrfach geäußert. Hierzu
gehörte auch die Hoffnung, sich nach der Ausbildung weiterzubilden und für sich
selbst sorgen zu können. Über mögliches diskriminierendes Verhalten gab es
keine Aussagen. Ein Teilnehmer sprach dieses Thema einmal kurz an und schil-
derte eine für ihn unangenehme Situation. Ansonsten betonten die Teilnehmer,
dass sie Hilfe und Unterstützung bekamen.

5.3 Handlungsoptionen

Die Ergebnisse der Studie zeigen Handlungsbedarfe auf, die den Flüchtlingen die Integration erleichtern und die Ausbildungssituation verbessern können. Insbesondere eine geregelte Tagesstruktur und der Spracherwerb sollten hierbei zunächst im Fokus stehen. Allerdings ist dafür ein schnelles Asylverfahren Bedingung, denn erst, wenn der Status geklärt ist, kann der Asylbewerber seine Zukunft planen. Es hat sich gezeigt, dass ein sicheres, soziales Gefüge, verbunden mit einer eigenen Wohnung und geregelter Beschäftigung, viel zur Integration beitragen konnte. Die Unterbringung in einer Asylunterkunft kann daher nur als vorübergehende Lösung angesehen werden. Die zum Teil exponierte Lage der Unterkünfte, die fehlende Tagesstrukturierung und die fehlende sinnvolle Beschäftigung können zu Langeweile und Frustration führen.

Eine kontinuierliche Beratung und Begleitung durch Betreuer kann die Perspektive der Flüchtlinge dahingehend verbessern, dass sie durch die Informationen mehr Sicherheit erleben. Das Absolvieren verschiedener Praktika und das Angebot, Bundesfreiwilligendienst zu leisten, tragen maßgeblich zur beruflichen Entscheidungsfindung bei. Hier muss verstärkt auf die Qualifikation und die persönlichen Wünsche eingegangen werden. Hinzu kommt die Verpflichtung nach §44a des Aufenthaltsgesetzes zur Teilnahme an Sprachkursen, um das Sprachniveau zu verbessern. Allerdings setzt dies das Vorhandensein solcher Kurse grundsätzlich voraus. Hier sollten, sofern möglich, mehr Kurse verfügbar sein. Das Angebot an Nachhilfe in Deutsch könnte generell in den Altenpflegeschulen umgesetzt werden, was eine Herausforderung darstellt, da hierfür mehr zeitliche und personelle Ressourcen bereitgestellt werden müssten. Innerhalb der Altenpflegeausbildung muss gerade in der Praxis eine kontinuierliche Praxisanleitung stattfinden. Hierzu gehört z. B. ein individueller Ausbildungsplan, welcher gewährleistet, dass die erlernten theoretischen Inhalte in die Praxis umgesetzt werden können. Darüber hinaus ist das behutsame Heranführen an die verschiedenen Tätigkeiten wichtig, da die Flüchtlinge gerade bei körpernahen Verrichtungen innere Konflikte erleben, über die sie im Privatleben nicht sprechen können. Hier wären Mentoren, die die Auszubildenden begleiten, eine mögliche Lösung, damit diese auftretende Ängste, Schamgefühle und Vorbehalte besser bewältigen können.

6 Diskussion Forschungsprozess

Im Folgenden soll nunmehr der Forschungsprozess diskutiert werden. Hierzu gehören die Reflexion der Methode sowie die ethische Betrachtungsweise der Forschungsarbeit.

6.1 Reflexion der Forschungsmethode

Zunächst kann die Aussage getroffen werden, dass erst durch die qualitative Forschung ein tieferer Einblick in die Situation und in das Erleben der Flüchtlinge in der Altenpflegeausbildung möglich wurde. Durch die Gespräche konnten die Flüchtlinge ihre persönliche Situation schildern und über ihre Emotionen sprechen. Hierbei wurden die Fragen des Interviewleitfadens nicht stringent gestellt, wodurch die Interviews einen Gesprächscharakter hatten, der auf der Interaktion zwischen Interviewpartner und Fragender basierte. Somit besteht die Möglichkeit, dass sich die Gespräche durch andere Fragende auch anders entwickelt hätten bzw. anders verlaufen hätten können. Somit könnten die Gütekriterien Objektivität, Reliabilität und Validität angezweifelt werden. Ein weiterer Kritikpunkt ist die geringe Anzahl an Teilnehmern, so dass die Ergebnisse nicht repräsentativ sind. Allerdings ähneln sich die Aussagen der Interviewpartner und es ist anzunehmen, dass bei einer größeren Anzahl von Teilnehmern auch ähnliche Ergebnisse zu erwarten sind. Um also allgemeingültige Aussagen treffen zu können, sind weitere Forschungen erforderlich. Sieben Teilnehmer absolvieren ihre Ausbildung an derselben Schule und wurden dort befragt. Hier war die Überlegung, ob dies einen möglichen Einfluss auf die Ergebnisse haben könnte. Allerdings stellte sich bei allen Interviews die Lebenssituation der Teilnehmer unterschiedlich dar und die praktische Ausbildung fand in verschiedenen Einrichtungen statt, so dass diese Überlegung eher zu vernachlässigen ist.

6.2 Ethische Reflexion

Der Titel „Flüchtlinge in der Pflege" kann durchaus ambivalent verstanden werden. Zum einen weist er auf die Möglichkeit hin, den Flüchtlingen eine berufliche Perspektive und damit bessere Aussichten für die Zukunft zu geben; zum anderen besteht aber die Gefahr, dass vor dem Hintergrund des demografischen

© Springer Fachmedien Wiesbaden GmbH, ein Teil von Springer Nature 2019
E. Strelow, *Flüchtlinge in der Altenpflegeausbildung*, Best of Pflege,
https://doi.org/10.1007/978-3-658-27347-7_6

Wandels in Deutschland und dem Mangel an Fachkräften in der Pflegebranche mit dem Titel lediglich die Generierung von Humanressourcen gemeint ist. Erst durch den Untertitel wird deutlich, dass es um die Frage geht, wie die Flüchtlinge ihre Situation und die Altenpflegeausbildung erleben.

Des Weiteren war die Bezeichnung „Interview" missverständlich gewählt und hatte zunächst für die Teilnehmer einen abschreckenden Charakter, da die Gespräche mit den Behörden während des Asylverfahrens ebenfalls „Interview" genannt werden. Dies konnte aber geklärt werden.

Durch die Gespräche mit den Teilnehmern wurden neue Erkenntnisse gewonnen, was die Werte und Vorstellungen bezüglich der individuellen Lebensentwürfe betrifft. Dass die Aussagen der Teilnehmer weder semantisch noch grammatikalisch verändert wurden, diente ausschließlich der Authentizität und sollte keinesfalls die vorhandenen Sprachschwierigkeiten in den Vordergrund stellen. Hierbei ist hervorzuheben, dass alle Teilnehmer ihre Situation und ihre Gefühle beschreiben konnten und gut zu verstehen waren.

7 Fazit

Die vorliegende Arbeit beschäftigt sich mit der Frage, wie sich die Situation der Flüchtlinge darstellt und wie die Flüchtlinge ihre Altenpflegeausbildung erleben. Um diese Frage beantworten zu können, wurde eine qualitative Studie durchgeführt. Die Forschungslage in Deutschland hinsichtlich der Lebenslagen von Flüchtlingen weist noch große Lücken auf. Daher kann diese Arbeit einen kleinen Beitrag leisten, mehr über dieses Thema zu erfahren. Allerdings ist weitere intensivere und größer angelegte Forschung in diesem Bereich unumgänglich. Interessant wäre auch, die in dieser Studie befragten Flüchtlinge in ihrem zweiten und dritten Ausbildungsjahr erneut zu interviewen, um Veränderungen und Entwicklungen zu eruieren.

Um sich mit dem Thema „Flüchtlinge in der Pflege" intensiver auseinander zu setzen, war es zunächst erforderlich, sich mit den Herkunftsländern, der Flucht sowie mit dem Asylverfahren näher zu beschäftigen. Da es kaum aktuelle Literatur zu diesen Themenbereichen gibt, basieren die Informationen auf einer umfangreichen Internetrecherche. Hinzu kommt, dass unter anderem Artikel des Bundesministeriums für Migration und Flüchtlinge ausschließlich als Download angeboten werden. Informationen zur Pflegeausbildung in den Herkunftsländern waren spärlich bzw. nicht vorhanden, so dass hier keine Aussagen getroffen werden können. Allerdings konnte durch die Interviews herausgefunden werden, dass es in den Herkunftsländern keine bzw. nur sehr wenige Altenpflegeeinrichtungen gibt. Die Pflege alter Menschen findet im familiären Umfeld statt und wird hierbei überwiegend von Frauen durchgeführt. Die Situation hat sich zudem durch die Kriege mittlerweile noch weiter verschlechtert. Sowohl die gesundheitliche Versorgung, als auch die Bildungssysteme sind nahezu zusammengebrochen und werden nur langsam wiederaufgebaut. Die Menschen waren somit gezwungen, ihr Land zu verlassen und flüchteten auf unterschiedlichen Routen nach Deutschland. Die Erlebnisse während der Flucht waren zum Teil belastend und menschenunwürdig. In Deutschland angekommen, begann das Asylverfahren. Während dieser Zeit waren die meisten Flüchtlinge in Asylunterkünften untergebracht. Obgleich die Unterkünfte gesetzliche Anforderungen erfüllen müssen, fehlt dennoch eine sinnvolle Beschäftigung und eine geregelte Tagesstruktur, was zu Frustration und Konflikten führen kann. Die Integrationsmaßnahmen greifen nicht konsequent; es werden nicht genügend Sprachkurse angeboten und die Asylbewerber müssen zum Teil längere Wartezeiten überbrücken. Das Angebot, ein Praktikum oder Bundesfreiwilligendienst zu absolvieren, bietet die Möglichkeit einer Tagesstruktur, dem Arbeitsmarkt beizutreten und sich sinnvoll zu beschäftigen. Außerdem bietet es die Möglichkeit, eine Ausbildung zu beginnen, für sich selbst sorgen zu können und somit eine bessere Lebensperspektive

© Springer Fachmedien Wiesbaden GmbH, ein Teil von Springer Nature 2019
E. Strelow, *Flüchtlinge in der Altenpflegeausbildung*, Best of Pflege,
https://doi.org/10.1007/978-3-658-27347-7_7

zu haben. So können Flüchtlinge eine Ausbildung in der Altenpflege absolvieren, ein Beruf, der aufgrund seiner Anforderungen und Tätigkeiten immer noch als wenig attraktiv gilt. Um zu erfahren, wie die Flüchtlinge ihre Ausbildung erleben wurden 611 Schulen im gesamten Bundesgebiet angeschrieben. Trotz der äußerst geringen Rücklaufquote war es möglich, zehn Interviewpartner in drei Bundesländern zu akquirieren und Interviews durchzuführen. Hierbei wurde deutlich, dass die Auszubildenden sich überwiegend positiv über ihre Ausbildung äußerten. Obwohl es Verrichtungen gibt, die auch aus religiösen Gründen als schmutzig und sogar verboten gelten, schilderten sie diese Tätigkeiten als notwendig und unumgänglich. Es bedurfte letztlich einer Phase der Annäherung und Auseinandersetzung mit dieser Thematik. Vorrangig war hier der Wunsch, Menschen zu helfen. Die Reaktionen des sozialen Umfelds waren sehr unterschiedlich. Hier zeigte sich, dass die Ausbildung eher unbelastet verläuft, wenn die Auszubildenden sich in einem sicheren sozialen Gefüge befinden. Innerhalb einer Asylunterkunft wurde die Ausbildung nicht erwähnt.

Bemerkenswert ist der Erwerb der deutschen Sprache. Dieser erfolgte zum Teil durch Sprachkurse, aber hauptsächlich durch den täglichen Umgang mit Freunden, Kollegen, Bewohnern und in der Schule. Einige Schulen bieten mittlerweile Nachhilfekurse an, was generell durchgeführt werden sollte, wenn Personen mit Sprachbarrieren ausgebildet werden. Ferner besteht Optimierungsbedarf bei der Praxisanleitung. Durch terminierte, tätigkeitsorientierte und dokumentierte Anleitungen nach einem individuellen Ausbildungsplan kann der Theorie–Praxis-Transfer gewährleistet werden. Durch diese Arbeit wurde deutlich, dass die Ausbildung von den Flüchtlingen als Chance gesehen wurde, einen Beruf zu erlernen und eine gute Zukunftsperspektive zu haben. Es sollte jedoch in der Beratung darauf geachtet werden, dass die individuellen Berufswünsche berücksichtigt werden und nicht nur versucht wird, dem Pflegenotstand entgegenzuwirken.

Literaturverzeichnis

Auswärtiges Amt (2017). Visumhandbuch. Asyl/Schutzersuchen im Ausland. 62. Ergänzungslieferung; Stand: 01/2016. (1 - 476). Verfügbar unter: https://www.auswaertiges-amt.de/de/aussenpolitik/laender/syrien-node/-syrien/204260 [14.06.2018]

Auswärtiges Amt (2018). Syrien. [Artikel]. Verfügbar unter: https://www.auswaertiges-amt.de/de/aussenpolitik/laender/syrien-node/-syrien/204260 [16.04.2018]

Auswärtiges Amt (2018). Irak. [Artikel]. Verfügbar unter: https://www.auswaertiges-amt.de/de/aussenpolitik/laender/irak-node/-irak/203976 [16.04.2018]

Auswärtiges Amt (2018). Afghanistan. [Artikel]. Verfügbar unter: https://www.auswaertiges-amt.de/de/aussenpolitik/laender/afghanistan-node/afghanistan/204676 [16.04.2018]

Auswärtiges Amt (2018). Visabestimmungen. [Artikel]. Verfügbar unter: https://www.auswaertiges-amt.de/de/einreiseundaufenthalt/visabestim-mungen-node#content_1. [14.06.2018]

Bertelsmann Stiftung (2012). Themenreport „Pflege 2030". Was ist zu erwarten – was ist zu tun? Verfügbar unter: https://www.bertelsmann-stiftung.de/fileadmin/files/BSt/Publikationen/Gr-auePublikationen/GP_Themenreport_Pflege_2030.pdf [16.04.2018]

BQ-Portal (2018). Das Berufsbildungssystem des Iraks. Verfügbar unter: https://www.bq-portal.de/sites/default/files/irak_abbildung_berufsbil-dungssystem_seit-2002.pdf [14.05.2018]

BQ-Portal (2018). Das Berufsbildungssystem Afghanistans. Verfügbar unter: https://www.bq.portal.de/sites/default/files/afghanistan_abbildung_bildun gssystem_2001_neu.pdf [14.05.2018]

Brücker, H., Kunert, A., Mangold, U., Kalusche, B., Siegert, M., Schupp, J. (2016). *Geflüchtete Menschen in Deutschland - eine qualitative Befragung. IAB Forschungsbericht 9/2016. Aktuelle Ergebnisse aus der Projektarbeit des Instituts für Arbeitsmarkt- und Berufsforschung.* Verfügbar unter: http://doku.iab.de/forschungsbericht/2016/fb0916.pdf [16.04.2018]

Bundeagentur für Arbeit (2016). Hintergrundinformation. Geflüchtete Menschen in den Arbeitsmarktstatistiken. Erste Ergebnisse. (Statistik). Verfügbar unter: https://statistik.arbeitsagentur.de/Statischer-Content/Statistische-Analy-sen/Statistische-Sonderberichte/Generische-Publikationen/Gefluechtete-Menschen-in-den-Arbeitsmarktstatistiken.pdf [20.06.2018]

© Springer Fachmedien Wiesbaden GmbH, ein Teil von Springer Nature 2019
E. Strelow, *Flüchtlinge in der Altenpflegeausbildung*, Best of Pflege,
https://doi.org/10.1007/978-3-658-27347-7

Bundesanzeiger (2016). Richtlinie für das Arbeitsmarktprogramm „Flüchtlingsin-
    tegrationsmaßnahmen (Bekanntmachung). Veröffentlicht am Mittwoch,
    27. Juli 2016. BAnz AT 27.07.2016 B2. (1 – 4). Verfügbar unter:
    http://www.bmas.de/SharedDocs/Downloads/DE/Thema-Arbeitsmarkt/-
    richtlinie-arbeitsmarktprogramm-fim.pdf?__blob=publicationFile&v=1
    [20.06.2018]

Bundesministerium für Bildung und Forschung (2017). Anerkennungszuschuss.
    (Flyer). Verfügbar unter:
    https://www.anerkennung-in-
    deutschland.de/media/anerkennungszuschuss-einleger-de.pdf
    [20.06.2018]

Bundesamt für Migration und Flüchtlinge (BAMF) (2016). Asylberechtigung. Ver-
    fügbar unter:
    http://www.bamf.de/DE/Fluechtlingsschutz/AblaufAsylv/Schutzformen/As
    ylberechtigung/asylberechtigung-node.html [17.04.2018]

Bundesamt für Migration und Flüchtlinge (BAMF) (2016). Persönliche Antragstel-
    lung. Verfügbar unter:
    http://www.bamf.de/DE/Fluechtlingsschutz/AblaufAsylv/PersoenlicheAntr
    agstellung/persoenliche-antragstellung-node.html [17.04.2018]

Bundesamt für Migration und Flüchtlinge (BAMF) (2016). Subsidiärer Schutz.
    Verfügbar unter:
    http://www.bamf.de/DE/Fluechtlingsschutz/AblaufAsylv/Schutzformen/Su
    bsidiaererS/subsidiaerer-schutz-node.html [17.04.2018]

Bundesamt für Migration und Flüchtlinge (BAMF) (2016). Nationales Abschiebe-
    verbot. Verfügbar unter:
    http://www.bamf.de/DE/Fluechtlingsschutz/AblaufAsylv/Schutzformen/Ab
    schiebungsV/abschiebungsverbot-node.html [17.04.2018]

Bundesamt für Migration und Flüchtlinge (BAMF) (2017). Das Bundesamt in Zah-
    len. Modul Asyl. Verfügbar unter:
    http://www.bamf.de/SharedDocs/Anlagen/DE/Publikationen/Broschueren
    /bundesamt-in-zahlen-2017-asyl.pdf?__blob=publicationFile
    [17.04.2018]

Bundesamt für Migration und Flüchtlinge (BAMF) (2017). Inhalt und Ablauf. Ver-
    fügbar unter:
    http://www.bamf.de/DE/Willkommen/DeutschLernen/Integrationskurse/In
    haltAblauf/inhaltablauf-node.html [14.06.2018]

Bundesamt für Migration und Flüchtlinge (BAMF) (2018). Zahlen zu Asyl in
    Deutschland. Verfügbar unter:
    https://www.bpb.de/gesellschaft/migration/flucht/218788/zahlen-zu-asyl-
    in-deutschland [04.06.2018]

Bundesamt für Migration und Flüchtlinge (BAMF) (2018). Aktuelle Zahlen zu Asyl. Ausgabe Mai 2018. Tabellen, Diagramme, Erläuterungen. Verfügbar unter: http://www.bamf.de/SharedDocs/Anlagen/DE/Downloads/Infothek/Statist ik/Asyl/aktuelle-zahlen-zu-asyl-mai-2018.pdf?__blob=publicationFile [01.06.2018]

Bundesamt für Migration und Flüchtlinge (BAMF) (2018). Was heißt gute Bleibeperspektive? Verfügbar unter: https://www.bamf.de/SharedDocs/FAQ/DE/IntegrationskurseAsylbewerb er/001-bleibeperspektive.html [01.06.2018]

Bundesarbeitsgemeinschaft Politische Bildung Online (BAG) (2018). Konflikte - Krisen – Kriege. Verfügbar unter: https://www.politische-bildung.de/konflikte_krisen_kriege.html [17.04.2018]

Bundesgesetzblatt (BGBL) III (2008). Zusatzprotokoll gegen die Schlepperei von Migranten auf dem Land-, See- und Luftweg zum Übereinkommen der Vereinten Nationen gegen die grenzüberschreitende organisierte Kriminalität. (Nr. 11) (1-21). Verfügbar unter: http://www.un.org/depts/german/uebereinkommen/ar55025anlage3-oebgbl.pdf [14.06.2018]

Bundesministerium für Familie, Frauen, Senioren und Jugend (BMFSFJ) (2017). MINDESTSTANDARDS zum Schutz von geflüchteten Menschen in Flüchtlingsunterkünften. (Broschüre) Verfügbar unter: https://www.bmfsfj.de/blob/117472/f6ec3b5df6c5b876861562d38f5e6b3 a/mindeststandards-zum-schutz-von-gefluechteten-menschen-in-fluechtlingsunterkuenften-data.pdf [14.06.2018]

Bundesministerium für Gesundheit (BMG) (2018). Beschäftigte in der Pflege. Pflegekräfte nach SGB XI – Soziale Pflegeversicherung. Verfügbar unter: https://www.bundesgesundheitsministerium.de/themen/pflege/pflegekrae fte/beschaeftigte.html [16.04.2018]

Bundesfreiwilligendienst (BFD) (2017). Asylbewerber und Flüchtlinge im Bundesfreiwilligendienst (BFD). Verfügbar unter: http://www.bundes-freiwilligendienst.de/fluechtlinge.html [25.06.2018]

Bundeszentrale für politische Bildung (bpb) (2009). Vielfalt der Kulturbegriffe. Verfügbar unter: http://www.bpb.de/gesellschaft/bildung/kulturelle-bildung/59917/kultur-begriffe?p=all#footnodeid_7-7 [24.06.2018]

Bundeszentrale für politische Bildung (bpb) (2011). Asyl. Verfügbar unter: http://www.bpb.de/nachschlagen/lexika/pocket-politik/16342/asyl [17.04.2018]

Bundeszentrale für politische Bildung (bpb) (Hrsg.) (2015). Flucht und Asyl. Leit-
    werk. *Spicker aktuell, (2015)* (Nr. 2). Verfügbar unter:
    http://www.bpb.de/shop/lernen/Spicker-Politik/217681/flucht-und-asyl-
    2015 [17.04.2018]

Bundeszentrale für politische Bildung (bpb) (2018). Demografischer Wandel.
    [Dossier]. Verfügbar unter:
    https://www.bpb.de/politik/innenpolitik/demografischer-wandel/
    [16.04.2018]

Busch, A. (2013). *Die berufliche Geschlechtersegregation in Deutschland. Ursa-
    chen, Reproduktion, Folgen.* Wiesbaden: Springer

Deutsches Institut für Medizinische Dokumentation und Information (DIMDI)
    (2017). Kapitel V. Psychische und Verhaltensstörungen, (F00-F99).
    Neurotische, Belastungs- und somatoforme Störungen, (F40-F48). Ver-
    fügbar unter: https://www.dimdi.de/static/de/klassi/icd-10-
    gm/kodesuche/onlinefassungen/htmlgm2018/block-f40-f48.htm
    [20.06.2018]

Deutscher Pflegerat (2010). DPR entsetzt über Äußerung von Merkel zur Lösung
    des Personalproblems in der Pflege. [DPR Presseeinformation]. Verfüg-
    bar unter   http://www.alk-bawue.de/site/var/2010/presse/Presseinfor-
    mation_DPR_100906..pdf [20.06.2018]

Domenig, D. (Hrsg.) (2007). *Transkulturelle Kompetenz. Lehrbuch für Pflege-,
    Gesundheits – und Sozialberufe.* (2., vollständig überarbeitet und erwei-
    terte Auflage). Bern: Huber

Davis, R. & Alchukr, R. (2014). Flüchtlinge aus Syrien. Verfügbar unter:
    https://www.resettlement.eu/sites/icmc.tttp.eu/files/cal_syrianbackground
    er_DE.pdf [14.05.2018]

Flick, U., von Kardorff, E. & Steinke, I. (2015). *Qualitative Forschung. Ein Hand-
    buch.* (11. Auflage). Reinbek: Rowohldt

Gläsel, J. & Laudel, G. (2010). *Experteninterviews und qualitative Inhaltsanalyse.
    Lehrbuch.* (4. Auflage). Wiesbaden: Verlag für Sozialwissenschaften

Heidelberger Institut for international conflict research (HIIK) (2018). Conflict Ba-
    rometer 2017. Disputes, non-violent crises, violent crises, limited wars,
    wars. Verfügbar unter: https://hiik.de/konfliktbarometer/aktuelle-ausgabe/
    [17.04.2018]

Hug, T. & Poscheschnik, G. (2014). *Empirisch forschen.* (2. überarbeitete Aufla-
    ge). Konstanz: UVK Verlagsgesellschaft

Johansson, S. (2016). Was wir über Flüchtlinge (nicht) wissen. Der wissenschaft-
    liche Erkenntnisstand zur Lebenssituation von Flüchtlingen in Deutsch-
    land. Eine Expertise im Auftrag der Robert Bosch Stiftung und des SVR-
    Forschungsbereichs. Verfügbar unter:

https://www.fh-dortmund.de/de/hs/medien/Was-wir-ueber-Fluechtlinge-
nicht-wissen.pdf [30.06.2018]

Kaiser, R. (2014). *Qualitative Experteninterviews. Konzeptionelle Grundlagen
und praktische Durchführung*. Wiesbaden: Springer

Kleist, j. O. (2018). Flucht: Forschung und Transfer. Flucht- und Flüchtlingsforschung in Deutschland: Akteure, Themen und Strukturen. [State-of-
Research Papier 01]. Verfügbar unter:
https://flucht-forschung-transfer.de/wp-content/uploads/2018/02/State-of-
Research-01-J-Olaf-Kleist-web.pdf [30.06.2018]

Köther, I. (Hrsg.) (2011). *Altenpflege*. (3. Auflage). Stuttgart: Thieme

Kossatz, M. (2013). Gendergerechte Pflege unter besonderer Berücksichtigung

Männlicher/weiblicher Spiritualität. Verfügbar unter:
https://www.fh-
diakonie.de/obj/Bilder_und_Dokumente/DiakonieCare/FH-D_Di-
akonieCare_Kossatz-M_Gendergerechte-Pflege-Spiritualitaet.pdf
[24.06.2018]

Kultusminister Konferenz (KMK) Zentralstelle für ausländisches Bildungswesen
(2017). Grundstruktur des Bildungswesens in Syrien. Stand 26.09.2017.
Verfügbar unter:
https://www.kmk.org/fileadmin/Dateien/pdf/ZAB/BV_Anlagen/SY_2017-
_Grundstruktur_des_Bildungswesens.pdf [14.05.2018]

Köktaş, M. E. (2009). Alter und Altenhilfe in der islamischen Zivilisation. *Journal
für Religionskultur, Weber, E. (Hrsg.) (2009)* (132), (1-13). Frankfurt am
Main: Goethe-Universität Verfügbar unter:
http://publikationen.ub.uni-
frankfurt.de/opus4/frontdoor/index/index/docId/7373 [20.06.2018]

Lamnek, S. & Krell, C. (2016). *Qualitative Sozialforschung*. (6., überarbeitete Auflage). Basel: Beltz

LIPortal (2018). Afghanistan. Themenfeld: Gesellschaft. Verfügbar unter:
https://www.liportal.de/afghanistan/gesellschaft/#c42096 [20.06.2018]

Matthes, S., Eberhard, V., Gei, J., Borchardt, D., Christ, A., Niemann, M., Engel-
mann, D., Penckem A. (2018). Junge Geflüchtete auf dem Weg in Ausbildung. Ergebnisse der BA/BIBB-Migrationsstudie 2016. Bonn: 2018

Neske, M. & Rich, A-K. (2016). Asylantragsteller in Deutschland im ersten Halbjahr 2016. Sozialstruktur, Qualifikationsniveau und Berufstätigkeit. *Kurz-
analysen des Forschungszentrums Migration, Integration und Asyl des
Bundesamtes für Migration und Flüchtlinge, 2016* (Ausgabe 4), Nürn-
berg: Bundesamt für Migration und Flüchtlinge, (1-8). Verfügbar unter:
https://www.bamf.de/SharedDocs/Anlagen/DE/Publikationen/Kurzanalys
en/kurzanalyse4_sozial-komponenten-erstes-halbjahr%202016.pdf;jses-

sionid=BC4CAE22D107C705D8E353E2515BC6C3.2_cid359?__-
blob=publicationFile [18.06.2018]

Pro Asyl (2018). Fakten, Zahlen und Argumente. Verfügbar unter:
https://www.proasyl.de/thema/fakten-zahlen-argumente/ [18.04.2018]

Sahmel, K-H. (Hrsg) (2009). *Pflegerische Kompetenzen fördern. Pflegepädago-
gische Grundlagen und Konzepte.* Stuttgart: Kohlhammer

Schmidt, C. (2015). Analyse von Leitfadeninterviews. In U. Flick, E. von Kardorff
& I.

Steinke (Hrsg). *Qualitative Forschung. Ein Handbuch.* (11. Auflage, S. 447-456).
Reinbek: Rowohldt

Schreier, M. (2013). Qualitative Erhebungsmethoden. In W, Hussy et al. *For-
schungsmethoden in Psychologie und Sozialwissenschaften für Bachelor.*(S. 222-244) Berlin/Heidelberg: Springer Verlag

Simon, M., Tackenberg, P., Hasselhorn, H.-M., Kümmerling, A., Büscher, A. &
Müller, B. H. (2005). Auswertung der ersten Befragung der NEXT-Studie
in Deutschland. Universität Wuppertal. Verfügbar unter:
http://www.next.uni-wuppertal.de/ [20.06.2018]

Söhn, J. & Marquardsen, K. (2017). Erfolgsfaktoren für die Integration von Flüchtlingen. Forschungsbericht 484. Verfügbar unter:
https://www.bmas.de/SharedDocs/Downloads/DE/PDF-Publikationen/-
Forschungsberichte/fb-484-erfolgsfaktoren-integration-
fluechtlinge.pdf?__blob=publicationFile&v=3 [30.06.2018]

Stagge, M. (2016). Multikulturelle Teams in der Altenpflege. Eine qualitative Studie. Wiesbaden: Springer

Statistisches Bundesamt (2017). Pflegestatistik 2015. Pflege im Rahmen der
Pflegeversicherung. Deutschlandergebnisse. Verfügbar unter:
https://www.destatis.de/DE/Publikationen/Thematisch/Gesundheit/Pflege
/PflegeDeutschlandergebnisse5224001159004.pdf?__blob=publicationF
ile [20.06.2018]

Statistisches Bundesamt (2017). Gesundheit. Personal. Fachserie 12 Reihe
7.3.1. Verfügbar unter:
https://www.destatis.de/DE/Publikationen/Thematisch/Gesundheit/Gesu
ndheitspersonal/PersonalPDF_2120731.pdf?__blob=publicationFile
[20.06.2018]

Statistisches Bundesamt (2018). Gesundheitspersonal Deutschland, Jahre, Einrichtungen, Geschlecht. Verfügbar unter:
https://www-
genesis.destatis.de/genesis/online;jsessionid=29B589A8218D84A5763-
F3E7ADBD2AAEE.tomcat_GO_1_1?operation=previous&levelindex=3&
levelid=1533990497434&step=3 [23.06.2018]

Stöwe, K. (2017). Bildungsstand von Geflüchteten: Bildung und Ausbildung in den Hauptherkunftsländern. [IW-Report 37/2017]. Verfügbar unter: https://www.iwkoeln.de/fileadmin/user_upload/Studien/Report/PDF/2017/IW-Report_2017_37_Bildungssysteme_in_den_Herkunftslaendern_Gefluechteter.pdf [02.06.2018]

Trim, J., North, B., Coste, D. & Sheils, J. (2013). *Gemeinsamer Europäischer Referenzrahmen für Sprachen: lernen, lehren, beurteilen. Niveau A1, A2, B1, B2, C1, C2.* München: Klett

United Nations Development Programme (UNDP) (2016). Syrian Arab Republic. Human Development Indicators. Verfügbar unter: http://hdr.undp.org/en/countries/profiles/SYR [01.06.2018]

United Nations High Commissioner for Refugees (UNHCR) & Organisation for Economic Co-operation and Development (10.09.2016). Migrationspolitik im Fokus. (10) (1-8). Verfügbar unter: https://www.oecd.org/els/mig/migration-policy-debates-10_de.pdf [17.04.2018]

United Nations High Commissioner for Refugees (UNHCR) (2018). *Flüchtlinge.* [FAQ] Verfügbar unter: http://www.unhcr.org/dach/de/services/faq/faq-fluechtlinge [17.04.2018]

Voges, W. (2002). *Pflege alter Menschen als Beruf. Soziologie eines Tätigkeitsfeldes.* Wiesbaden: Westdeutscher

Von Bose, A. & Terpstra, J. (2012). *Muslimische Patienten pflegen. Praxisbuch für Betreuung und Kommunikation.* Heidelberg: Springer

World Health Organisation (WHO) (2018). Situation Report Issue number 4. 01 April – 30 April 2018. Iraq Humanitarian Emergency. Verfügbar unter: http://www.emro.who.int/images/stories/iraq/WHO_Iraq_Situation_Report_for_Iraq_number__4_1_April_to_30_April_2018.pdf?ua=1 [01.06.2018]

Anhang

© Springer Fachmedien Wiesbaden GmbH, ein Teil von Springer Nature 2019
E. Strelow, *Flüchtlinge in der Altenpflegeausbildung*, Best of Pflege,
https://doi.org/10.1007/978-3-658-27347-7

Anlage A: Anschreiben Schulleitungen

Sehr geehrte Schulleitungen!
Eventuell hat Sie dieses Schreiben schon erreicht. Auf Grund eines Serverproblems sind eine große Anzahl der von mir versandten Mails offensichtlich nicht angekommen. Es ist für mich nicht mehr nachvollziehbar, wie viele E-Mails vom Server versendet wurden. Zudem bin ich mir nicht sicher, ob Ihre Antworten mich über mein Freenet-Postfach noch erreichen. Deshalb schicken Sie Ihre Antworten bitte an die Adresse „masterarbeit@elke-strelow.de, von der ich jetzt versende. Sollten Sie mir schon geantwortet haben, leiten Sie Ihre Antwort bitte nochmals an die Adresse, von der ich jetzt versende.

Für die Antworten, die mich erreicht haben und die damit verbundenen guten Wünsche möchte ich mich herzlich bedanken. Im Folgenden nun der ursprüngliche Text der E-Mail.

Mein Name ist Elke Strelow und ich bin Schulleitung an der DRK Fachschule für Altenpflege in Eutin/Schleswig-Holstein. Derzeit befinde ich mich im Masterstudiengang „Bildung im Gesundheitswesen" an der FH Münster.

Im Rahmen meiner Masterarbeit möchte ich eine qualitative Studie durchführen. Das Thema der Arbeit lautet: „Flüchtlinge in der Pflege. Eine empirische Studie zur Situation und zum Erleben von Flüchtlingen in der Altenpflegeausbildung". Hierbei konzentriere ich mich auf Flüchtlinge aus Syrien, Afghanistan und dem Irak.

Um diese Studie durchzuführen, benötige ich Ihre Unterstützung.

Bei dem Versuch einen Fragebogen an alle Altenpflegeschulen in Deutschland zu verschicken, kam es leider zu Serverproblemen und es ist für mich nicht nachvollziehbar, welche Schulen die E-Mail erhalten haben und welche nicht.

In der Anlage befindet sich ein kurzer Fragebogen, den ich Sie bitte, auszufüllen und innerhalb der nächsten 14 Tage an mich zurück zu senden.

Ich erhoffe mir dadurch, einen Zugang zu Flüchtlingen in der Altenpflegeausbildung zu bekommen, um mit diesen Interviews durchzuführen. Die Interviews möchte ich ab dem 09. Juli bis zum 15. August führen. Ein Interview dauert ca. 45 Minuten.

Sollten Sie an Ihrer Schule einen weiblichen oder männlichen Flüchtling aus den oben genannten Ländern haben, der bereit ist, ein Interview zu geben, bitte ich Sie, mich zu kontaktieren, um einen Termin zu vereinbaren.

Ich versichere Ihnen, dass alle Daten streng vertraulich behandelt werden. Die Ergebnisse der Interviews werden anonymisiert und die Aufzeichnungen gelöscht.

Ich bedanke mich für Ihre Mitwirkung und verbleibe

mit freundlichen Grüßen

Anlage B: Fragebogen

Sehr geehrte Schulleitungen,

vielen Dank, dass Sie an dieser Umfrage teilnehmen.

Die Angaben benötige ich für eine statistische Auswertung im Rahmen meiner Masterthesis.

Für das Ausfüllen können Sie das Dokument ausdrucken, per Hand ausfüllen, einscannen und an mich zurück mailen. Sie können es selbstverständlich auch faxen.

Eine weitere Möglichkeit ist, das Dokument auf dem Rechner zu speichern, um es auszufüllen. Für das Ausfüllen benötigen Sie Adobe Acrobat Reader DC.

Falls Sie noch nicht mit dem Programm gearbeitet haben, hier eine kleine Anleitung:

Speichern Sie das PDF Dokument auf Ihrem Rechner. Rufen Sie das Dokument auf. In der Menüleiste finden Sie den Befehl „Werkzeuge". Klicken Sie diesen Befehl an und wählen Sie anschließend den Befehl „Ausfüllen und unterschreiben" aus. In der Menüleiste finden Sie nun u. a. die Befehle „Ab" (Text hinzufügen) und „X" (X hinzufügen). Für das Schreiben der Zahlen klicken Sie „Ab" an und ziehen das Textfeld in das vorgesehene Kästchen. Nun können Sie die Zahl eintragen. Zum Ankreuzen der „Ja/Nein" Fragen wählen Sie das „X" aus und klicken in das jeweilige Kästchen. Wenn Sie das Dokument mit den Eintragungen abgespeichert haben, können Sie es per Mail an mich zurück schicken.

Ich versichere Ihnen, dass Ihre Angaben streng vertraulich behandelt und in der Masterarbeit anonymisiert dargestellt werden. Nach Fertigstellung der Masterarbeit wird Ihr Fragebogen vernichtet bzw. gelöscht.

Falls sich eine Teilnehmerin / ein Teilnehmer für ein Interview zur Verfügung stellen möchte, teilen Sie mir dies bitte in Ihrer Rückantwort mit, damit ich den Kontakt zu Ihnen aufnehmen kann.

Ich bitte Sie, den Fragebogen bis zum _15.07.2018_ an mich zurückzuschicken. Für Ihre Mühe bedanke ich mich im Voraus!

Ich bitte Sie nun, mir folgende Fragen auf Seite 2 und 3 zu beantworten. Der Fragebogen bezieht sich ausschließlich auf die Altenpflegeausbildung.

Fragebogen

Frage 1

	Anzahl
Wie viele Teilnehmerinnen und Teilnehmer absolvieren derzeit an Ihrer Schule die Altenpflegeausbildung?	

Frage 2

Absolvieren derzeit Teilnehmerinnen und Teilnehmer, die geflüchtet sind (Flüchtlinge), die **Altenpflege**ausbildung an Ihrer Schule?	Ja	Nein

Falls Sie die Frage mit „Nein" beantwortet haben, endet der Fragebogen hier.

Wenn ja,

Frage 3

Wie viele Flüchtlinge absolvieren derzeit bei Ihnen ihre **Altenpflege**ausbildung?	Insgesamt

Frage 4

	Anzahl			
Wie viele der unter Frage 3 genannten Flüchtlinge stammen aus Syrien, Afghanistan oder dem Irak?	Syrien	Afghanistan	Irak	Keine

Falls Sie die Frage mit „Keine" beantwortet haben, endet der Fragebogen hier.

_____

Wenn ja,

Frage 5

	Anzahl		
In welchem Ausbildungsjahr befinden sich die Flüchtlinge aus den oben genannten Herkunftsländern?	1.	2.	3.

Frage 6

	Anzahl	
Wie hoch ist die Zahl der weiblichen und männlichen Flüchtlinge aus den oben genannten Herkunftsländern in der Altenpflegeausbildung?	weiblich	männlich

Frage 7

Wäre eine Teilnehmerin / Teilnehmer aus den oben genannten Herkunftsländern zu einem Interview bereit?	Ja	Nein

Vielen Dank für Ihre Mitarbeit!

Anlage C: Interviewleitfaden

1.   Informationen zum Interview (Datenschutzerklärung)

2.   Wo wohnen Sie jetzt? Wie leben Sie jetzt? Beschreiben Sie bitte Ihre ak-
      tuelle Situation.

3.   Aus welchem Land kommen Sie?

4.   Was bedeutet Pflege für Sie?

5.   Wie sind Sie zur AP-Ausbildung gekommen?

6.   Welche Erwartungen haben Sie an die Ausbildung? Wie haben Sie sich
      die Ausbildung vorgestellt?

7.   Gibt es Dinge in Ihrer Ausbildung, die Ihnen besonders gut gefallen?
      Womit sind Sie zufrieden?

8.   Gibt es belastende Situationen? Gibt es Situationen, in denen Sie sich
      unwohl fühlen? Wie gehen Sie damit um?

9.   Was erhoffen Sie sich von der Zukunft? Wünsche?

Nachfragen: Kollegen, Schule, Lehrer, Bewohner

Anlage D: Datenschutzerklärung

Erklärung

Name der/des Interviewten:

Herkunft:

Ausbildungsjahr:

Datum des Interviews:

Hiermit erkläre ich,   mich einverstanden, dass Frau Elke
Strelow im Rahmen ihrer Masterarbeit das Interview aufzeichnet und die Daten in
anonymisierter Form ausschließlich für wissenschaftliche Zwecke nutzt. Ich wurde darüber aufgeklärt, dass die Daten nach ihrer Verarbeitung gelöscht werden.

Datum   Unterschrift der/des Interviewten

Datum   Unterschrift   der   Interviewenden
(Strelow)

Anlage F: Codierleitfaden

Kategorie	Codierung Material (Zeile)
1. Qualifikation	IP 2: „Von Beruf bin ich Schreiner, auch Verkaufmann." (81)
	IP 3: „Ich habe BWL gemacht. Ich bin Bachelor in Business Administration." (18-19)
	IP 4: „Weil ich war als Lehrer von Beruf." (39) „Ja, ich war zwei Jahre in Universität als Dozent gearbeitet und vier Jahre in Jordanien als Lehrer gearbeitet und jetzt ganz, ganz andere." (41-42)
	IP 5: „Ich habe bisschen früher in arbeiten gegangen und so." (182-183)
	IP 7: „ich bin als Landwirtschaft groß geworden und dann habe ich, also als ich klein Kind war, also kann ich Kind sagen bis 13 oder zwölf Jahre und dann habe ich eine Werkstatt, also Mechaniker gearbeitet und danach habe ich, weil ich hab mich gut ausgekannt bei Fahr und dann hab ich seit vier Jahre als LKW-Fahrer Lastwagen bei der USA ich hab gearbeitet. Ich habe von der Grenze Öl gebracht nach Kabul oder nach Kandarr, einer anderen Stadt." (44-49)
	IP 9: „zum Beispiel ich habe die Abitur gemacht und ich kann nicht weitermachen." (354-355)
	IP 10: „weil bin ich studiert in Syrien Betriebswirtschaft. Habe ich gemacht sechs Semester, aber nicht abgeschlossen das wegen Krieg." (16-17)
2. Flucht	IP 1: „Ich bin mit dem zu Fuß, mit dem Auto, mit dem Schiff, Zug." (141) „Ich bin, äh, ich wohne in, ich komme aus Afghanistan, meine Stadt heißt Herd, in der Nähe von diesem Land Iran. Ich war in Pakistan, ich war in Iran, ich war in Türkei, in Griechenland, Serbia, Kroatien und Maktunia und Österreich. Ja, genau, und dann nach Deutschland. Und jetzt in Deutschland." (144-147)
	IP 2: „Zwei Wochen von Afghanistan nach Iran mit Fuß gegangen. Ich bin mit Fuß nach Iran gekommen. Von Iran nach Türkei noch mal ein Monat, ein Monaten zum, zum Beispiel 1 oder 2 Stunden mit Auto wir fahren, wir gefahren." (12-14) „Mit Auto gefahren, dann ein Tag, zwei Tag noch mal mit Fuß, weil das ist nicht einfach. Das ist sehr schwer, ja. Ein Monate. Dann von

Kategorie	Codierung Material (Zeile)
	Iran nach Türkei auch so. Von Türkei nach Griechenland mit Schiff. Ja, mit Schiff wir fahren, wir gefahren nach Griechenland. Von Griechenland nach Serbia, Bulgarisch und Österreich mit Fuß." (17-21) „Sehr schwer, sehr, sehr, sehr schwer, das war für mich. Weil, nicht einfach das." (23) „In Bergen vielen in der Nacht ich habe schlafen und leben ein Monaten oder 40 Tage in der Berg, in den Bergen, auf der Straße auch geschlafen, das ist sehr, sehr schlimm. Ja, ist schwierig." (25-27)
	IP 3: „Nein, ich hab nicht zu Fuß. Ich hab viel Geld gezahlen. Ich war einmal in Thailand und dann von Thailand bin ich hier mit dem Flugzeug gekommen. Aber ich habe viel Geld gezahlt, was hatte ich in meinem Land, mein Papa hab ich alle." (47-49)
2. Flucht	IP5: „Nein, nicht zu Fuß. Mit Boot, Türkei, nach Griechenland und dann Mazedonien, Kroatien, genau. Das war einfach, aber schwierig in Türkei nach Griechenland, das war ganz schwierig und war auf viel mehr Probleme mit die Schlepperleute. Ja, das ist ganz schlimm. Ich will nicht denken vor diese Leute. Es war ganz schlimm, immer meine Frau ist, sie ist auch nicht alt, sie ist auch junge, und sie hat auch geweint und sie hat gesagt, ich will nicht gehen, weil muss in die Wasser und wir beide können nicht schwimmen. Ja, das ist ganz schwierig. Und wir dort an der Grenze, am Meer, meine Frau sagt nein, ich will nicht, ich habe auch gesagt, wir möchten zurück, wir muss warten, was soll ich machen. Sagt nein der Schlepper von Mafia, sagt nein, du hast nur eine Möglichkeit, gehst du oder hier tot. (hält sich mit der Hand angedeutete Pistole an den Kopf) Wie sagt man, er uns gezwungen, und alles dabei, wir haben keine Möglichkeit, müssen wir gehen und so. Ja, er hat auch mich geschlagen, und weil ich habe gesagt, nein, ich werde nicht gehen. Das war ganz ein schlimme." (152-165)
	IP 7: „Da war auch, ich hab auch schwere Situation gehabt. Und da ist sehr schlimm, weil jemand, also fast alle hat Angst, weil die Taliban schießen Rakete, und ich hab auch viele Feuer, und die hatten die Lkw angebraten und mit Rakete geschossen gesehen. Also ich hab solche Sachen auch gesehen." (49-53)
	IP 8: „Also ich komme aus Syrien und da habe ich richtig fünf Jahre harten Bürgerkrieg erlebt und, und sehe mich auch nix

Kategorie	Codierung Material (Zeile)
2. Flucht	beschädigt wie diese Menschen auch. Ich rede auch gerne mit Menschen darüber, wie sie auch den Krieg erlebt haben, wie ich das auch erlebt habe. Aber, ich will sagen, ich habe auch daran Spaß gehabt, ich konnte sehr gut mit dem Krieg umgehen. Aber meine größte Sorgen waren, dass irgendwelches meinen Geschwister oder meine Mutter passieren würde." (43-48) „Das hat 22 Tage gedauert. Wir sind erst mal in der Türkei fast einen Monat geblieben in einem Hotel, sozusagen als Urlaub, ja. Nachher haben wir erst weitergemacht." (58-60) **IP 9**: „Ja, sieben Länder! Aber, es war nicht schwer. Also, echt, wir haben Spaß gemacht diese Tage. 19 Tage war das. Es war sehr kalt, sehr, sehr kalt, aber wir haben Spaß gemacht, also mit meine Familie, ich weiß nicht wie die andere. Wir waren fünf Familien, wir haben kennengelernt auf der Straße und wir waren immer zusammen, aber jeder hat so andere Land gegangen, nicht mit uns." (329-333)
3. Pflege in den Herkunftsländern	Fragende: „Und da gibt es auch keine Pflegeheime?" **IP 1**: „Nein". (25-26) **IP 2**: „Wissen Sie, wissen Sie, was ich meine? Was, jetzt ist Krieg in Afghanistan, ist schlechte Leute so viel. Die gute Menschen so wenig ist in Afghanistan nicht so alles wie merken ein anderer Leute, ein arme Leute, ein behinderte Leute. Zum Beispiel auf der Straße steht zu arme Leute, aber jemand kann nicht sehen." (44-47) **IP 3**: „Nein, ich habe nicht. In Afghanistan ja wir pflegen unsere Eltern zu Hause, das ist eine Tradition bei uns. Dann ja, man weiß etwas über Pflege. Aber nicht wie hier." (35-36) **IP 5**: „Nein, gibt keine, gibt, aber ganz wenige, nicht wie hier in Deutschland. Hier in Deutschland ganz andere. Hier ist gefällt mir, weil hier die alten Leute ist ganz wichtig. Bei uns in Irak ist die Alte zum Beispiel ganz wenige gehen in Altenheim, wie zum Beispiel wie einen Sünde, die alten Leute gehen in Altenheim. Bei uns in unserer Heimat in Irak, die sagen Nein, die Sohn oder Tochter und so, zu Hause, warum sie nicht bleiben zu Hause, wenn jemand hat keine Familie, dann muss er in Altenheim oder in Krankenhaus oder in die Straße." (48-54) IP 6: „Genau, genau. Also zum Beispiel ich selber ich hab mei-

Kategorie	Codierung Material (Zeile)
3. Pflege in den Herkunftsländern	ne Oma war zu Hause und hat meine Mama versorgt, meine Tante und gibt kein einfach Seniorenheim." (41-42) **IP 8:** „Ja, und das wollte ich Ihnen auch sagen, dass meine Heimat keine Pflegeheime wie Deutschland gibt. Das können Sie auch auf die Finger zählen, und wenn man auch zum Beispiel seine Eltern ins Altenheim schickt, dann wird man auch richtig kritisiert von der Gesellschaft. Man macht das nicht bei uns." (74-77) **IP 9:** „Nein gar nichts! Also, es gibt nur eine habe ich gehört. Meine Oma war da Arbeit, sie hat gesagt, die Mitarbeiterinnen, das Essen und schlagen die alten Bewohner. Das passiert bei uns so." (81-83) **IP 10:** „Zum Beispiel in Damaskus, ich komme aus Damaskus, in Damaskus zum Beispiel gibt es ein, nur ein Heim oder zwei Altenpflegeheim." (36-37)
4. Wohnsituation	**IP 1:** „Nein, ein Heim, die von Asyl" (9) **IP 2:** „Meine Wohnung." (4) „Dieser Frau von meiner Freund und sie hat auch Krankenpfleger und noch drei Freund jetzt ich bin in der, eine Wohnung zusammen leben." (107-108) **IP 3:** „Nein, ich wohne in einer Wohnung." (6) „Ich wohne da mit meiner Familie." (8) **IP 4:** „Ein Dorf so weit von hier, ist mein Dorf ungefähr 75 Kilometer." (4) „Bus, Zug, U-Bahn, manchmal jede Stunde geht eine Zug, fährt in mein Dorf, das ist auch nicht gut manchmal, jeden Tag ich brauche vier oder fünf Stunden hin und zurück." (8-10) „Deswegen ich habe eine billige Wohnung. Ich habe jetzt eine Zimmer in gemeine Wohnung. Gibt drei, eine Mädchen und zwei Deutsche. Wir wohnen zusammen." (223-225) **IP 5:** „[In einer Wohnung?] „Ja." (6) **IP 6:** „Es ist ein großer Heim in XX und alle hat eine eigene Wohnung." (80) „Ja, aber das ist gut, aber für vier erwachsene Personen nur zwei Zimmer und ich habe selber kein Zimmer und deswegen: Nein." (82-83) **IP 7:** „Also, ich früher, vor einem Jahr ich habe zwei Jahre, zweieinhalb Jahre in ein Unterkunft in einem Asylheim ich hab gelebt. Und dann seit lange hab ich nicht die Antwort von Aus-

Kategorie	Codierung Material (Zeile)
4. Wohnsituation	länderbehörde, dass ich eine Erlaubnis hab bekomme, dass ich umziehen darf. Und das hat wirklich, wirklich sehr lange gedauert, bis ich die Antwort endlich gekriegt hab. Also fast sechs Monate und wenn jemand eine Wohnung findet, ist wirklich sehr schwer, dass die umziehen. Und die Wohnung hier ist auch sehr teuer und findet auch man nicht. Weil hier so viele Personen und wenige Wohnung und das habe ich sehr Schwierigkeiten bekommen." (6-13) „Jetzt Gott sei Dank ich wohne mit meiner Anfangslehrerin, also bis jetzt, also, seit einem Jahr, seit mehr als ein Jahr, ich wohne mit ihr" (16-17)
	IP 8: „Also, ich lebe momentan in XX, in Stadt XX mit meiner Familie, in einer Wohnung." (4)
	IP 9: „Nein, ich wohne in ein großen Haus, sehr groß Haus, mit zwei Familien. Also, meine Familie und oben zwei Familien noch, drei Junge, ein Junge aus Syrien und zwei Junge aus dem Irak." (7-9)
	IP 10: „[in einer Wohnung]" (8)
5. Soziale Kontakte	**IP 1**: „Ja, ich habe so viele Kolleginnen und Kollegen beim Arbeit, da interessiert und ist gut." (49-50)
	IP 2: „Ich lebe bei meiner Freundin, drei Personen zusammen, mein Freund." (8)
	IP 3: „Ja, ich habe drei Kinder. (10) „Nein, das ist weniger, nein, haben wir keinen privaten Kontakt." (66) „Denn, wahrscheinlich Kollegen oder ich haben kein Zeit. Arbeite ich Spätdienst, und mein Kollege Frühdienst hat, dann haben wir keine Zeit." (68-69)
	IP 4: „Aber, für mich war einfach, ich habe eine Privatbetreuer. Ich geh jeden Tag zu meinem Betreuer, mein Betreuer hat mir sein Schlüssel für die Tür. Hat gesagt: Wenn willst du, kannst du hier immer bleiben, wenn du kommst. Und der hat einen schönen Garten und so." (113-117) „Nicht, zum Beispiel, ich hasse in meinen Dorf, wenn du redest mit eine, nach einer Stunde alle Dorf wissen, was ist passiert. Ah, X hast du Führerschein? Ah, noch nicht? Was ist passiert mit deine Ausweis? Ich habe bestellt. Ah, ich mag das nicht. Deswegen ich versuche immer mit paar Leute Kontakt habe." (176-179) „Ja, aber mit die andere, ich rede mit alle Dorf. Jede Tag habe ich

Kategorie	Codierung Material (Zeile)
5. Soziale Kontakte	Besuch, jeden Tag. Sie haben viel bei mir gegessen und so. Sie magen mein Essen bisschen. Viele kommen zu mir: Ah X bitte, arabisches Essen. Ich mag das gern." (181-183) „Ich habe viel gute Kontakt nur mit eine oder zwei." (332) IP 5: „Nein, mit meiner Familie, ist meine Frau und ich habe auch ein Kind." (8) IP 6: „mit meine Eltern hier gekommen" (9) „ich hab viele Kontakt mit deutsche Leute, ich hatte Nachhilfelehrerin und ein Mann kennte ich." (166-167) IP 7: „und wir sind wie Mutter und Sohn." (17-18) „Also mit Lehrerin, also, mit unserer Klassenlehrerin und mit den Klassenkameraden." (149-150) „Doch, auch [Kollegen]. Also manchmal gehen wir in die Stadt spazieren, wenn wir frei haben. Und wir schreiben und gehen wir uns treffen oder irgendwo. Also, Kino oder vielleicht in Park, also, gehen wir gerne schwimmen, alle zusammen. (152-154) IP 8: „Gute Beziehung zu meine Nachbarn, ich kann ja halt Deutsch, ja. Und auch meine Mutter kümmert sich auch um mich." (5-7) IP 9: „Und ich und meine Mutter und mein Vater und mein beiden Bruder und mein Schwester, aber meine Schwester hat geheiratet, und sie hat andere Haus umgezogen." (9-11) IP 10: „ich wohne mit meiner Familie, meine Familie gehört meine Frau und zwei Kinder. Zwei klein Kinder." (5-6) „Ne, meine Mutter lebt momentan in Schweden." (130)
6. Sprache	IP 1: „Ich bin seit ungefähr zweieinhalb Jahren nach Deutschland gekommen und hab ich nur 2016 hab ich nur drei Monate in A1 gelernt und ich bin nur drei Monate in Schule, zur Schule gegangen. Und hab ich A1, Buch A1 hab ich gelernt und danach zu Hause selber gelernt." (119-122) „Also, ich habe selber gelernt und ich hab so viel Film von Deutschland hab ich gesehen und geguckt. Und überall habe ich versucht, ich wollte Deutsch lernen, ich muss Unterricht und Schule, aber niemand hat mir geholfen, von Schule." (126-129) „Ich weiß es nicht, ich habe mit meiner Sozialarbeiterin viel gesprochen und ich habe zu ihr gesagt, ich muss Deutsch lernen, ich habe keine Schule, ich bin lange hier, aber ich verstehe nicht ganz gut

Kategorie	Codierung Material (Zeile)
	Deutsch und ich muss lernen. Dann sie hat zu mir gesagt, ich kann nicht helfen und ich muss mit Arbeitsamt reden. Und Arbeitsamt sagt: Ja wir können, wir können nicht machen, Sie müssen warten noch. Aber ich weiß nicht, wie lange ich muss warten." (131-136)
	IP 3: „Ja. Am erst Mal, ich war nicht einfach. Weil alle Bewohner, die sprechen schwäbisch, das war nicht einfach. Jetzt ja." (41-42) „Ich hab Deutschkurs bis A2 gemacht. Dann mache ich Ausbildung." (51)
6. Sprache	**IP 4**: „Nein, nur ein Monat, denn nur auf Straße, ich war diese auf Sportheim und Tennisheim, der Tennisverein und der Sportverein, spiele Fußball, aber ich hab nur zwei oder drei Monate gespielt." (147-149) „Weil das hilft mir für die Sprache. Ich versuche, jetzt Schwäbisch lernen oder so. Nicht lernen schon verstehen. Ja, ich kann jetzt viele Worte auf Schwäbisch. Das macht Spaß und so mit all die Leute." (195-197) „Ja, jetzt gibt eine Umfrage, letzte Woche war in Zeitung. Und diese meine Bekannte, sie arbeitet in Zeitung, sie hat mich über das gefragt, sie mir gesagt, was ist deine Traum für Sprache? Oder was willst du lernen? Ich hab gesagt: Schwäbische Sprache." (199-202)
	IP 5: „Nein, ich habe ich nicht so, arbeiten, weil früher ich habe mit Arbeiten gefangen 15 Jahre, ich immer gearbeitet, Schule und arbeiten." (28-29) „Ah, jetzt ich verstehe und, ja, ich will jetzt, ich mach nächste Monate B1-Prüfung und hoffentlich dann alles schaffen, aber ich schaffe bestimmt." (41-42)
	IP 9: „Und danach ich habe Kurs Sprache gemacht. B1 heißt das. Sechs Monate, aber ich habe gemacht nur vier Monate, weil ich hab Test gemacht, ich hab bisschen gelernt von den Deutschen gelernt, von ein Bewohner, sie ist 91 Jahre alt, aber sie ist gestorben jetzt. Sie hat Demenz, aber sie kann wirklich, also, sehr gut erinnern, alles, aber leicht Demenz, nicht sehr schwer. Sie hat gesagt, erst einmal du musst Französisch lernen. Sie war Französischlehrerin. Ich habe gesagt, nein, ich muss Deutsch erst mal lernen, weil ich kann nicht die Sprache und muss mit die Bewohner reden. Sie hat also bisschen mit lesen, und wenn sie sagt ein Wort, sie übersetzt, also erklären auf Deutsch, das war echt sehr schwer für mich, weil ich versteh das nicht. Und langsam, langsam ich habe ein bisschen

Kategorie	Codierung Material (Zeile)
	gelernt. Ich hab die Praktikum nur drei Wochen gemacht, und danach so Schule, also Sprachschule, vier Monate, habe ich B1 gemacht, danach Politik Deutschland, also die Frage, ich war erst einmal in Klasse also dann bei der B1 und Politik auch und danach auch sofort auch Kurs Sprache B2. Das dauert nur drei Monate in XX gemacht. (31-45) „Zum Beispiel wenn ich will Deutsch rede, ich kann nicht auf Arabisch denken, wie kann ich etwas sagen. Kann ich das nicht. Ab sofort auf Deutsch." (250-252)
6. Sprache	IP 10: „Ja, das bisschen schwer für mich, glaub ich, und deswegen auch gibt es in diesem Beruf, Ausbildung in der Schule hochdeutsch, Hochdeutsch soll ich reden und vielleicht mit dem Arzt dann, vielleicht reden und soll ich verstanden, was sagt der Arzt, wenn eine Situation zum Beispiel: der Arzt hat Visite mit einem Bewohner, soll ich verstanden genau, was sagt der Arzt." (62-66) „Ja, habe ich. Das war vor dem, vor dem Praktikum gemacht, habe ich besucht B1-Niveau und B2." (69-70) „Und mit, mit ein Jahre oder zwei Jahre ich finde meine, meine Sprache ist besser. Und so ich gelernt ein bisschen und mit dem auch, versucht mit dem Fernsehen viel gesehen, mit dem Radio viel gehoren." (89-91)
7. Gründe für die Berufs- wahl	IP 1: „Äh, da interessiert mich, ich hab, ich arbeite jetzt bei XXXX und ich habe dort ungefähr fünf oder sechs Monate als FSJ gearbeitet. Und danach so interessiert mich, dann hab ich entscheide mich, ich muss Ausbildung machen."(14-16) „und ich habe zwei Wochen vor letzte Jahr habe ich, bei eine mechanischer Praktikum gemacht und hab ich mit Chef gesprochen, ich wollte auch nach Praktikum hier Ausbildung machen, ob die Möglichkeit ist. Dann die Chef hat mir gesagt, wir haben keinen Platz und wir machen gar nichts, nur von Praktikum. Und habe ich nur zwei Wochen Praktikum gemacht und danach nichts mehr und danach ich habe dieses FSJ gefunden. Beim XXXX in XX und dann habe ich Themen ausgemacht und dann habe ich mit den Chefin gesprochen und dann sie hat zu mir gesagt: Okay, Sie müssen erst einmal zwei Wochen Praktikum und danach wir müssen gucken. Dann habe ich erst einmal zwei Wochen Praktikum gemacht und dann nach zwei Wochen sie hat mir gesagt, Sie dürfen hier arbeiten, aber wenn, als FSJ. Und ich habe gesagt: Okay, und nach den fünf oder sechs Monaten mit der Ausbildung hab ich angefangen."

Kategorie	Codierung Material (Zeile)
	(93-105)
	IP 2: „Ja, Pflege ich habe, wenn ich bin in Griechenland ge-kommen, ich habe eine Frau getroffen, eine sehr, sehr, eine sehr, sehr nette Frau, sie war auch aus Deutschland, sie war Chef von eine behinderte Leute in Griechenland. Seine, seine Mann aus Griechenland, aber sie kommt aus Deutschland. Sie verheiratet, verheiraten einen Griechen Mann. Und sie war ei-ne Chef, ein Chef von behinderte Leute in Griechenland, Athi-na, Hauptstadt von Griechenland. Ich habe getroffen eine Schule, ich war bei eine Schule Griechen Sprachkurs und dann einen Tag sie kommen in die Schule, sagt zu uns, wer freiwilligen ein Tage kommen zu mir und bei behinderte Leuten helfen, weil das gut tut." (33-41) „Das ist helfen für Menschen kein Problem, ich habe, ich tue es, ich, ich tue, ich helfe vor anderen Leute. Normal. Ich bin auch Mensch. Wie möglich, ich habe vielleicht, vielleicht ich bin behinderte, die anderen wie diese Mensch ich bin, wie dieser, was kann ich. Ich möchte gerne helfen mir. Das wegen. Ich gehe zu dieser Altenheim und wenn ich bin gekommen in Deutschland und dann ich ha-be viele verschiedene Berufe schauen, geschaut, im Google." (72-78) „Ich habe zwei, eine von, von Afghanistan, sie ist Krankenschwester, seine Mann ist auch Krankenpfleger, ja, ich habe das getroffen und dann sie erklären mir, das Beruf ist sehr gut, das Beruf ist leicht und das Beruf kann ich enden, die Ausbildung machen." (85-88)
7. Gründe für die Berufs-wahl	
	IP 3: „Jetzt bin ich schon 36 Jahre alt und ich habe drei Kinder. Möchte ich jetzt ein Arbeit haben. Ja und Altenpflege ist, ich kann lange arbeiten hier." (21-22) „Das habe ich selber ausge-sucht. Weil bin ich mit meiner Familie hier, ich habe drei Kin-der, und ich möchte jetzt ein Arbeit, einen Beruf haben hier, und dann habe ich Altenpflegeausbildung gefunden. Das ma-che ich jetzt." (27-29)
	IP 4: „Das ist traurige und lange Geschichte. Am Anfang ich habe an Bahnhof gewohnt. Wir haben dort ungefähr 14 Mona-te gewohnt und durfte ich nicht zur Schule gehen, ich muss immer zu Hause bleiben. Ich habe viel überlegt und ich habe viele Freund von mir gefragt, was mache ich. Ich wollte schnell von diese scheiße Wohnung so rausgehen. Denn ich habe ei-nen Betreuer, er hat mir gesagt, kannst du so machen oder

Kategorie	Codierung Material (Zeile)
	kannst soso machen. Dann ich habe in Internet über diese Beruf, eigentlich das gefällt mir nicht, aber ich wollte ein schnelle Möglichkeit mit rausgehen. Dann ich hab das gefunden, dann ich habe eine, und mein Betreuer hat mir geholfen und hat im Internet gesucht und er hat einen Platz hier gefunden. Und denn ich habe nun diese Beruf angefangen." (16-25)
	IP 5: „und ich mag nicht sitzen zu Hause, ich habe arbeiten, ich habe mehr Praktikum gemacht, aber dann ein Altenheim in der Nähe von unserem Heim, vorher wir waren im Heim, wir Camp sagen, ja, mit sieben Familien und dann ich habe in Restaurant Praktikum gemacht und auch bei Bäckerei Praktikum zwei Wochen gemacht und dann nächste ist bei in Altenheim auch bei evangelischer Heim in XX und dann gefällt mir." (29-35) „Und dann ich habe meine Freunde von meiner Frau hat, sie ist Deutsche und sie hat alles hier angemeldet und so." (37-38)
7. Gründe für die Berufswahl	IP 6: „wir sind auch mal abgelehnt und deswegen musste ich eine Ausbildung machen." (14-15) „dann, also, ich hatte viele Kontakte mit die deutsche Leute und die haben mir gesagt, es gibt eine Schule, die nehmen die Flüchtlinge mit mehr Deutsch. Und dann habe vier Tage in einem Altenheim Praktikum gemacht und dann habe gesagt, ja, es ist nicht mein Wunsch, aber, ich mach das, weil jetzt muss ich eine Ausbildung machen und ich hab das gesagt ja." (17-22)
	IP 8: „Ich hab auch den Beruf bisschen kennengelernt und erst mal war dieses Bild in meinem Kopf, dass die Tätigkeiten, also, sich beschränkt, dass man nur waschen, Vorlagen wechseln, auch andere meine Kollegen auch haben mir das auch gesagt, aber nachher hab, hab ich auch dieses Bild geändert, dass halt auch unseren Tätigkeiten mehr sind. Wir machen auch viel anderes als Putzen und Waschen und Vorlagen wechseln, aber leider dieses Bild ist ausgeprägt in der Gesellschaft." (16-22)
	IP 9: „Also, ich hab, erste Mal bin ich hier in Deutschland die erste Monat ich habe zur Schule gegangen, nur für die Praktikum, macht Praktikum nicht die Sprache, weil ich kann nicht die Sprache. Erst einmal und ich habe das nicht gelernt. Ja, weil die Schule für Sprache hat gesagt, ich muss erst einmal Asyl haben, und ich hab das nicht. Aber nach sieben Monaten, die hat gesagt, ja, du kannst kommen. Also die Schule für die Praktikum, sie hat gesagt, wo willst du die Ausbildung machen,

Kategorie	Codierung Material (Zeile)
7. Gründe für die Berufswahl	also die Praktikum erst am Anfang. Ich habe gesagt, ich wollte mit alte Menschen, aber ich weiß nicht die Namen für die Praktikum, ich weiß gar nichts, nur auf Englisch reden, erst einmal. Er hat gesagt, du musst mit Pflege Arbeit oder Betreuung. Ich hab gesagt, ich weiß nicht. Weil ich kann gar nichts über die alten Menschen, wie es funktioniert mit alten Menschen arbeiten. Ich weiß auch nicht mit Duschen, ich habe gedacht das erste Mal, die Bewohner kommt von Haus, also von Haus zu Altenheim. Und als Vorbereitung essen und dann nach Hause gehen. Und ich habe die Praktikum gemacht. Ich fang an von 9:00 Uhr bis 16:00 Uhr. Nur das Essen anreichen und mit, also die Bewohner ein bisschen spazieren. Und das war's." **IP 10**: „Dann versucht, versucht zuerst Altenpflege, Ausbildung. Deswegen ich möcht, ich will diese Arbeit, ich mag die Arbeit mit alte Menschen, erste Sache. Und die zweite Sache auch, meine Mutter ist krank und alt. Meine Mutter ungefähr 75 und, und sie ist krank, zum Beispiel Diabetes mellitus hat, Blutdruck auch und ich möchte wissen, wie kann ich meine Mutter helfen. Das ist die zweite Sache. Und habe ich versucht hier in, in XX und ein paar Firma und habe ich bei XXXX einen Platz gefunden, am erste ein Praktikum gemacht, dauert vier Wochen und dann nach dem Praktikum ich warte sechs Monate, bis ein Kurs anfangen, bei XXXX." (24-32) „Und hab ich gefragt, diese, der Mann, hat mich gefragt, der Mann, ich mach diesen, diesen Beruf. Bitte helfen Sie mir einen Platz gefunden! Und, hab ich gekriegt. Ein Platz bei XXXX." (42-44)
8. Religiöse Aspekte	**IP 2**: „Ich habe, ich kann nicht die anderen helfen von Menschen, ich habe keine Geld für helfen. Ich habe arme Leute helfen oder behinderte Leute helfen. Wenn ich kann helfen, man muss für einen anderen auch denken." (136-138) „Ja, es passt, ja. Es ist sehr gut. Es ist sehr wichtig von Islam auch, meine Religion auch immer in vorne steht, man muss, nicht einfach, muss, wenn man alt, wenn man alt, wenn man behindert." (154-156) „Man muss helfen voneinander." (158) „Vor Mensch ist, wenn man helfen von Menschen, die Gott ist immer helfen mir." (277) **IP 5**: „Nein, ist egal. Ja, aber die andere Leute sagen, zum Beispiel die Frauen sagt nein, wir pflegen nicht Männer, und manche die anderen sagen, die Männer, ah, nein, das ist wie

Kategorie	Codierung Material (Zeile)
	ein zum Beispiel Sünde, wenn Männer pflegen Frauen zum Beispiel, aber ich denke nicht. Ja." (135-138) „Ich bin Christ, evangelisch." (142) „Ja, aber früher war Moslem, aber seit einem halben Jahr mit meiner Frau wir sind hier getaufet und ja, und meine Kind nächste Monat." (144-145)
	IP 7: „Also, bei uns ist so, dass das ist kann man auch Kultur sagen, kulturelle, und auch steht im Koran, dass wir, also, wenn ich bin 21, wenn ich einen 22 Jahre sehen, ein Jahr größer als ich, älter als ich, dann muss ich ihn respektieren, weil der ist ein Jahr älter als ich, also kann man immer, also, wie bei Höflichkeit wir sagen, also wenn jemand wir kennen oder kennen wir nicht, oder Frau sagen wir Tante oder Mutter als der Höflichkeit ,und wenn Mann ist, Onkel sagen wir oder Bruder sagen wir, wenn ist groß oder wenn es sehr alt ist, dann sagen wir auch Papa oder Oma oder Opa ist egal. Dass die denken, also so wie hier, dass jemand darf nicht zu erste Blick sagen du oder du nennen. Bei uns ist auch so." (112-120)
8. Religiöse Aspekte	IP 9: „In unserer Religion das ist verboten. Ich verbote auch, meine Mutter sehen, wenn sie hat keine Kleidung. Das ist verboten für uns. Aber ich habe gesagt vor meinen Eltern, wenn ich mache meine Arbeit und ich bin zufrieden, wenn die Bewohner, also wenn zum Beispiel mit die Bewohner arbeite und die Bewohner zufrieden auch, dann bei mir das ist egal, ob das verboten oder nicht." (88-93) „Ja, meine Mutter und mein Vater, mein Vater hat gesagt, wenn du hilfst also Menschen, das wird sehr gut. Und Gott wird auch nicht böse sein. (107-108)
	IP 10: „Nein, das nicht genau, weil im Islam gibt es ein paar Sachen, das ist okay, das ist vielleicht, vielleicht mit die, mit eine Frau geholfen, ja, okay, darf nicht sehen, darf nicht anfassen oder so, aber mit diesem Punkte krank, im Islam kein Problem, weil die Leute ist krank und die, wenn die Leute krank, dann muss helfen." (103-107)

Kategorie	Codierung Material (Zeile)
9. Reaktionen des Umfelds	**IP 1**: „Niemand weiß!" (58). „Weil ich sage nichts." (62) „Das ist privat." (64) „In Afghanistan gibt Nix, gibt gar Nix zum Beispiel in Altenheim oder Pflege und man, jemand, zum Beispiel will arbeiten bei mir im Heim und niemand hat gearbeitet, und wenn jemand hört, Arbeit in Heim oder in Pflege, dann sagt nein. Ich arbeite Nix, deswegen ich sage nichts." (70-73)
	IP 3: „Manche Bewohner sind freundlich, manche sind nicht freundlich. Ja. Aber trotzdem wir müssen immer freundlich sein. Das lernen wir." (63-64) „Ja, meine Familie, die sind zufrieden, ich habe eine Arbeit hier, ich lerne etwas, und nachher kann ich arbeiten hier, Langzeitarbeit, und das freut mich und meine Familie auch." (107-109) „Manche (lacht), die wollen nicht machen dies Ausbildung. Immer sagen, dass eine schwierige Arbeit, ein anstrengende Arbeit hier, alle machen nicht. (lacht) Aber das mache ich." (114-116)
	IP 4: „Nein, nein, nein" (27) „Das ist auch verboten auch bei mir." (33) „Komplett verboten. Weil darf ich nicht, die Schämen von andere Leuten sehen. Und wenn ich sage, das wäre das Teil, für meine Familie sie sagen, dass ich, du hast uns getäuscht." (37-39) „Weil das ist auch schlimm. Jetzt, weißt du, viele von mein Kollege: Was arbeitest du? Immer gleich fragen. Wie kannst du das schaffen? Wie kannst du diese, die alte Leute waschen oder duschen oder? Das ist schlimmer immer sagen auch: Putzt Arsch. Oder so. Das ist auch, ich find das schlimm, aber deswegen die Deutsche sagen ganz andere. Die Deutsche sagen: Ah, X, du machst am besten. Du bist so toll. Aber arabische und diese Leute sagen: Ah, wie kannst du das schaffen und so immer –" (241-247)
	IP 5: „Und ich denke nein, ich bin zufrieden und meine Familie auch. Sie, wie sagen auf Deutsch, sie stolz für mich, sie sagt, sie sagen, XX arbeiten gut, gute Arbeiten und so und die Altenheim und die Bewohner, die zufrieden." (106-108) „Ja, aber bei mir ist zum Beispiel gleiche, ich arbeiten, die andere Leute zum Beispiel, es gibt auch in gleicher Heimat, sie kommt auch aus dem Irak und sie hat gesagt, ich möchte auch arbeiten im Altenpflegeheim. Aber erst einmal erzählen, was machst du dort. Ich gesagt so, so. Sie sagt nein, das ist schmutzig und so und so. Aber bei mir Nein, es gibt hier gute zum Beispiel gibt Handschuhe, gibt alles, ich kann nicht, egal was ist schmutzig,

Kategorie	Codierung Material (Zeile)
	ich mach Handschuhe und Desinfektion, kann auf meine Hände Desinfektion machen und dann alles vorbei. Was soll ich machen. Das ist ganz einfach, für mich ist einfach." (121-128) IP 6: „Ich weiß nicht, was die glauben, also, es ist natürlich in meiner Kultur ganz anders, wir darfen nicht ein Mann die Frau pflegen oder eine Frau den Mann. Und ich hab selber keine afghanischen Kollegen, nur bin ich in diesem Heim afghanisch und alle anderen, alle sind Deutsche. Ich weiß es nicht, also, vielleicht sie denken anders die Kollegen hier. Ich kenne hier ein paar Jungen aus Afghanistan, also, ja, ich glaube, kein Problem." (61-66) „Also, ich habe am Anfang niemandem gesagt, ich mach dieser Ausbildung. Besonders meine Freundinnen, wir waren alle in die Schule und die finden diese Ausbildung ist, ist eklig und so. Also, ich habe am Anfang niemandem gesagt gehabt." (87-90) „Leider meine Eltern können nicht Deutsch und wenn ich ganze Zeit sage, Mama ich habe so gemacht, so gemacht, die versteht einfach nicht. Und keine
9. Reaktionen des Umfelds	Ahnung, vielleicht die sind stolz. Weiß ich nicht." (133-135) „also ich hatte eine Freundin, die ist auch aus Afghanistan, die hat vor, ich glaube, ich hab neu angefangen und sie war drei Monat schon angefangen und die Chefin hatte gesagt, du darfst nicht mehr herkommen, weil die konnte einfach nicht weitermachen. Die hat, die Chefin hat sie gekündigt. Und jetzt, wenn sie mich sieht: Uh, bist du immer noch da? Willst du immer noch weitermachen? Ich konnte das nicht und so." 187-192) Und ich habe gesagt: ja, weil ich später meine Träume, meine Ziele, ich will jetzt, ich muss jetzt diese muss jetzt weitermachen hier, sonst komme ich nicht zu meine Ziele und so. IP 8: „Die meinen zu mir, dass es gute Berufswahl für dich, da du das auch gerne machst und du hast auch das Ziel vor deinen Augen. Und das wird auch reichen. Die drücken mir auch die Daumen und die haben auch keine Argumente, dass ich auch diesen Beruf erlerne. Dass das auch vielleicht das falsche für mich wäre." (24-27) IP 9: „Meine ganze Familie hat gesagt, ja, weil bei meiner Oma und mein Vater Arbeit auch so wie mir in unserer Heimat, also, dann ich hab das gemacht. Aber, so viele von meiner Familie haben gesagt: Nein, also wie kannst du, weil das darf nicht, so und so. Und bis jetzt alle reden. Aber ich habe gesagt, ich bin

Kategorie	Codierung Material (Zeile)
	nicht im Irak, ich bin hier in Deutschland. Trotzdem ich will meine Arbeit machen. Das ist Spaß zu mir auch." (93-98) „Deswegen meine Schwester auch macht eine Ausbildung, aber sie fängt am 1. 4., also nächstes Jahr auch Altenpflege an. Und meine Mutter Altenpflegehelferin." (108-110)
9. Reaktionen des Umfelds	IP 10: „Meine Familien, sie hat verstanden, was bedeutet diesen Arbeit und sie hat keine Problem mit diesen Beruf, weil das ist menschliche Beruf." (95-96) „Menschliche Arbeit. Wir haben keine Problem mit diese Beruf." (98)
10. Ausbildungsverlauf	IP 1: „Wirklich interessiert mich, weil viel Medizin. Und man weiß so viel über Medizin, über Körper, über alles, über Krankheit. Ja genau. Und interessiert mich wirklich." (83-85) „Schule auch wirklich gut." (109) IP 3: „Ja, das ist 7-10 Bewohner muss man versorgen. Ja. Wenn ich habe Frühdienst oder Spätdienst, ja. Muss man 7-10 Bewohner." (57-58) „Wie oft zeigt der? Ist nicht zu viel, aber manchmal, weil ich habe eine Frage, frage ich meinen Anleiter und er erklärt mir. Ja. Ich habe einen Anleiter, einen Mann." (75-77) „Nein, nicht so oft kann man das nicht. Weil das ist so, weil er hat eine Schicht mit mir, dann ich frage ich meine Frage, das kann man nicht sagen, wie oft." (81-82) IP 4: „Ja, denn der zweite Tag nur zwei oder drei Stunden ich warte so und so, aber das war ganz, ganz andere. Und niemand hat mir gesagt, ich muss an Wochenende arbeit, niemand hat mir gesagt, ich muss geteilt Dienst. Das ist auch schwer. Niemand hat mir erzählt. Aber jetzt, wenn jemand wollte diese Beruf machen, ich erzähle alles, Vorteile und Nachteile." (261-265) „Aber das Schlimme für mich, wenn habe ich Anleitung, jemand krank. Wirklich ich sehe das immer in meinem Traum. Wirklich vor zwei Monate ich hatte Anleitung und nach drei Tage habe ich Praxisbesuch. Ich war bei der Arbeit, er steht Wort für mich. Ich habe gesagt zu meiner Chefin: Wer ist krank heute?" (268-272) „Am Anfang, ja. Sie akzeptiert nicht immer so. Aber danach sie hat alle gefragt. Meine Kollegen haben gesagt: Ah, X am besten die Bewohner kennt. Dann jetzt, Gott sei Dank, ich arbeite nur Frühschicht." (284-286) „Nur am Anfang nur schwere Bewohner. Jeden Tag gibt eine vier oder fünf für Probe. Jeder verteilt, nur schauen. Sie nehmen immer oder sie betteln immer einfache Bewohner und sie schicken mir im-

Kategorie	Codierung Material (Zeile)
	mer schwere Bewohner." (321-323)
	IP 5: „Praxisanleitung, ähm, ich sagen, ganz ehrlich, ist wenige, ganz wenige. Zum Beispiel ich bin seit zwei Jahren beide in der Schule und in Praxis. Ganz wenige Zeit, 6/8 Monate ich habe gar nix Anleitung gemacht mit meinem Mentor. Wegen dass jeder kommt einmal vor, eine Anleitung, und die geht weg und die kommt andere und zum Beispiel jetzt ich habe 25., 26. Praxisbesuch und ich hab da nix Anleitung. Aber ich gehe Nachmittag, bei Klassenlehrerin von uns und übe bisschen mit die Bewohner, ich werde mit ihr machen Praxisversuch. Üben. Zum Beispiel erst einmal ich spreche mit unserer Chefin und sie darf. Sie darf immer kommen und einfach bisschen üben. Ja. Aber bis jetzt ist ohne Anleitung. Aber läuft alles gut, alles Eins Komma, also nicht über Zwei. Nur erste Praxisbesuch mit zwei. Aber alle 1,2 oder 1,3 und 1,7 auch einmal." (78-88)
10. Ausbildungsverlauf	**IP 6**: „Ja, weil manchmal in Altenheim wird sehr viel, muss man arbeiten, alles durchhalten und man wird, also, wenn ich zum Beispiel zwei Monate da bleibe, dann wird mir bisschen, bisschen langweilig. Und wenn ich Schule habe, dann ist eigentlich auch gut, aber manchmal hier ist auch nicht einfach die Schule, ganz schwieriges Wörter und diese Fachbegriffe auch nicht einfach, aber natürlich man sieht die Leute, meine Kollegen, meine Mitschüler, alle. Beides finde ich ganz gut. Also, mal Schule und mal Arbeit ist sehr gut." (71-77) „Ganz wenig, ja. Also zum Beispiel mein letzter Praxisbesuch, ich hatte nur zweimal. Bis jetzt hatte ich nur zweimal Anleitungstag gehabt und nicht mehr. Also, in meinem Praxisbesuch war meine Mentorin auch nicht dabei. Ich war allein mit die Lehrer und ich hab trotzdem geschafft und habe eins bekommen. War nicht einfach natürlich, aber, ich glaube, die haben keine Zeit mehr und, wie Sie gesagt haben, überall ist so." (117-122)
	IP 7: „Also, kann man schon sagen Schule ist ein bisschen gut, also kann man nicht so unterschiedliche machen. Also ich finde das, das ist sehr gut, wenn du hast zwei Block gibt, das, was man in der Schule lernt, und geht in Praxis und guckt, was der hat gelernt und so kann man gut merken." (61-64) „Also, das ist auch eine anderes Sachen, weil ich hab einen Anleiter bis jetzt und wir haben noch nie so im Heim so Anleitung gehabt. Also fast zwei Jahre ich habe nur dreimal mit meinem

Kategorie	Codierung Material (Zeile)
	Mentor Anleitertag gehabt und die Reste ich habe einen Anleitertag gehabt, aber irgendwo ein Personal fehlt und mussten, konnten wir nicht oder haben wir 2 / 3 Stationen an diesen Tagen versorgt, das war, also, was ich habe gelernt hier in der Schule, also von meiner Anleiter ich habe ein bisschen bekommen." (67-73) „Bei mir ist auch so, ich hab jedes Mal so bis jetzt ich hab dreimal Praxisbesuch gehabt und meine Anleiter war noch nie bei mir. Und hat mir gar nichts geholfen. Und hat also quasi sagen, ich hab was in meinem Kopf gehabt und habe ich auch in meinen Praxisbericht rein geschrieben. Also, ohne meine Anleiter. Das mich irgendwie so beibringen. Das man macht so, man macht so, also hat noch nicht so gehabt. Und ich hab auch eine schwere Situation mit meinem Anleiter."(75-81)
	IP 8: „Also, im Monat zwei Tage, aber aus meiner Sicht, alles, was mir gezeigt wird, ist auch Praxisanleitertag. Also, mir wird fast jeden Tag was Neues gezeigt und das ist mir auch viel wert." (36-38)
10. Ausbildungsverlauf	IP 9: „Am Anfang das war bisschen einfacher, weil ich hab bisschen gelernt von die erste Jahr, zum Beispiel mit Waschen, Duschen und so. Aber jetzt wird bisschen schwer, also die Lehrerin erklären sehr gut, sehr, sehr gut und wenn wir nicht verstanden sind, sie macht ein Beispiel zum Beispiel. Aber wir müssen richtig so viel lernen. Weil wir kennen nicht die Krankenheit, und ich muss zum Beispiel die Krankenheit übersetzen und Definitionen, Maßnahmen, Symptome, Diagnose, alles und danach lernen, wie kann diese Wort schreiben, weil, wenn ich mir vorstelle, das schreiben und kommt ein Buchstabe falsch, das kommt alles falsch. Deswegen muss erst einmal übersetzen, lernen, wie kann das schreiben zu meine Mutter. Also, zum Beispiel meine Mutter sagt zu mir, sie lesen und danach schreiben das. Und danach lernen das." (66-77) „Eigentlich drei. Das erste Mal bei Begleiter Nummer eins, Herr Z, Z, er arbeitet ja jetzt, und wenn er nicht da, ich arbeite mit die anderen Frauen also, zwei Frauen, also ich habe nur zwei Tage das erste Mal gesehen, wie, also gesehen, wie die Arbeit funktioniert. Zum Beispiel mit Waschen, Duschen, wo muss ich erst mal anfangen, und danach ich habe alleine gearbeitet." (116-120) „Ja. Ich mag die Arbeit sehr viel, weil so Schule, ich finde die Schule so ein bisschen schwer, weil mit

Kategorie	Codierung Material (Zeile)
10. Ausbildungsverlauf	Lernen das fällt bisschen schwer für mich. Also, ich habe bis jetzt keine schlechte Note, ich habe 1,0 mit mündliche Prüfung und ich habe vier gehabt in Klausur und ich weiß nicht, also, ich habe am Freitag eine Klausur auch. Ich lerne jeden Tag." (158-162) „Erste Mal das war bisschen schwer für mich, aber also, zum Beispiel nach einer Woche oder nach zwei Wochen ich habe gelernt, wie kann ich mit die Bewohner Kontakt. Mit reden und so, ich habe also von meinem Begleiter ich habe das gelernt und mit die Bewohner auch. Ja. Und ich bin immer mit zum Beispiel nicht nur mit meiner Arbeit bleiben, ich kann immer mit die andere Begleiter und kuck, wie es funktioniert, also richtig Arbeit, also zum Beispiel mit Aufstehen, Sitzen, wenn jemand schlafen und waschen im Bett. Ich muss das alles richtig lernen, weil hier zum Beispiel mit die Kommunikation, mündliche Prüfung die fragen, also die Lehrerin fragt viel und ich muss das alles lernen." (223-232)

IP 10: „Bei dem Praxis mein Mentor immer hat mir, immer hat mir gesagt: X, du bist toll, du bist immer nett mit diese Beruf, immer nett mit Bewohner und er kriegt immer, immer Punkte 1 bei dem Praxis, immer 1 oder 1,2 oder 1,4. So kriegt bei den Praxis, aber, wie gesagt, mit dem Sprache, mit dem Schule vielleicht bisschen schwer, kriegt manchmal 4, manchmal 3, manchmal 2, so." (120-124) |
| 11. Emotionales Erleben | IP 1: „Eigentlich, wenn Sie, wenn Sie müde sind, dann manchmal sagen, oh, ich kann nicht arbeiten oder, oder interessiert mich nicht oder manchmal zu viel Arbeit und zu viel Stress, die meisten sagen interessiert mich nicht. Aber eigentlich, guter Job. Ist gut." (44-47)

IP 2: „Das ist zu mir leicht. Das wegen warum ich komme zu dieser. Das ist so, so viel für mich ist in Altenheim so leicht und bei alles meine Bewohner und Bewohnerinnen und Kollege, Kollegerinnen, das ist immer Spaß." (90-92) „Ich habe so merken von der XXXX, von diese Teller bei Bewohner, Patient, und dann zu mir hat gesagt: X, du bist eine super Kellner." (204-205) „Weil eine kranke Leute oder eine behinderte Leute zu mir hat gesagt: Du bist gut. Und für mich zufrieden ist." (212-213) „Oder, oder, ja, das ist krank, immer zu mir gesagt: Oh, X, du bist eine gute Leute und sehr nett. Und das ist für mich, ich kann nicht sagen, was, was ich bin Glück so, das ist, |

Kategorie	Codierung Material (Zeile)
	ich habe immer merken, warum ich komme nicht so vier Jahre hier Arbeit." (220-223) „Meine Mutter ist krank. Ich habe jetzt immer, wenn ich habe in die Schule gelernt, ich habe bei telefonieren vor meine Mutter gesagt, ja, Mutter machen so das. Machen so das." (237-239)
11. Emotionales Erleben	IP 4: „Wenn habe ich die Praktikum gemacht, die Beruf hat mir gar nicht gefallen." (100) „Und ich war schüchtern, ich kannte nicht sagen zu meine Betreuer: Diese Beruf gefällt mir nicht. Weil er hat für mich viel gemacht, viel geholfen. Dann kannte nicht einfach so sagen: Ah, ich will den nicht diese Beruf. Trotzdem ich habe gesagt: Nein, ich mach weiter." (101-105) „Jeden Tag, weil durften wir nicht zur Schule gehen. Wenn man hat kein Schule, dürfen wir nicht arbeiten. Den ganzen Tag zu Hause sitzen." (125-126) „Wir sind um 3 Uhr oder um 4 Uhr denn schlafen, dann um 12 Uhr, dann, das bringt nichts" (128-129) „Aber ich brauche viele Sachen. Ich habe alle in meine Leben kaputt gemacht. Meine Verlobte ist gestorben bei der Krieg, ja, und ich muss jetzt sehr unter null Anfang. Das ist auch Problem, nicht einfach zur Zeit. Aber ich mach so, ich mach." (387-389)
	IP 5: „Ja, das ist, ich sagen ehrlich, nicht gefällt mir ganz 100 %, aber ich denke immer, weil, wenn ich alt geworden, danach will auch gleiche wie die Bewohner, wie unsere Familie, ich sehen immer, die, die, die Oma oder meine Mutter ist nicht dabei, aber ich liebe meine Beruf und wenn ich Pflege, ich pflege nicht, nein, dass ich muss oder so, nein, ich mach gerne. Ja, weil ich glaube, mit Herz ich arbeite. Und ich denke immer, das ist gut und ich bin zufrieden mit meiner Arbeit." (95-100) „Und mit Spaß ist alles gut, ich arbeite, ich gehe arbeiten und so und läuft schnell die Zeit, nicht wie Schule, Schule ist mir zu langweilig. (lacht) Wenn ich arbeite, ich bleibe hier halbe Stunde, 1 Stunde nach der Arbeit. Ich will auch mal mit die Bewohner ein bisschen sitzen und so. Sprechen, ja." (128-132)
	IP 6: „in Deutschland die Leute werden bisschen älter als Afghanistan, es ist unterschiedlich, in Afghanistan mit 60 / 70 stirbt man einfach, aber hier, also, Gott sei Dank, manche Leute werden 90 und manchmal auch 100. Das, ich finde, ist toll hier." (47-50) „Also, am Anfang natürlich konnte ich einfach nicht bei den Männern sein, aber ich habe einfach gelernt und

Kategorie	Codierung Material (Zeile)
	habe mir gedacht, jetzt bin ich in Deutschland und nicht mehr in meinem Heimatland und hier ist einfach, alle sind gleich und ich kann auch einen Mann pflegen und ich mach jetzt auch Männer. Kein Problem." (54-57) „Gedacht, ja jetzt ich sage niemanden, weil wenn ich was Negatives höre, dann das wirkt in meinem Kopf, ich, ich werde einfach selber kaputt und will nicht weitermachen, wenn ich negativ höre. Und dann am Anfang war natürlich sehr, sehr schwierig, konnte nicht arbeiten und mit die alte Leute umgehen und die reden halt auch schwäbisch.(lacht) Und, ja, aber jetzt habe ich bis jetzt geschafft, also jeden Tag war ich zur Arbeit und habe geweint, habe gesagt, ab morgen komme ich nicht mehr (lacht), und mach mich kündigen, gekündigt und sowas. Aber jetzt freut mich, ich bin jetzt seit einem Jahr hier und will ich unbedingt noch ein Jahr machen und dann mache ich die Prüfungen und sehe, wie es ist." (90-99) „Ja, und noch ich möchte aber auch Sport dazu machen und, ja, finde, es ist nicht einfach, ich weiß, wenn ich mit die anderen Leute sage, was ich machen will, die sagen, oh, das ist zu viel für dich, du kannst das nicht schaffen. Das ist eine, dieses Beruf ist sehr schwierig und du musst dich nur von deine Ausbildung kümmern und nicht Musik lernen oder Sport, Sport machen oder sowas. Aber ich kann einfach nicht nur arbeiten. Ich will auch, was ich will, also, zum Beispiel Gitarre spielen oder Fußballspielen. Ich mag das und ich mach das auch." (152-158)
11. Emotionales Erleben	IP 7: „Ansonsten, also, das finde ich auch sehr schade, wenn eine alte, also ich bin fast zwei Jahre in meiner Ausbildung und manche alte Leute, ich sehe das haben keine Angehörigen da oder waren nicht verheiratet und die Neffen oder solche Angehörigen,die kommen nicht und besuchen die nicht, egal ob Mann oder Frau, das ist, das macht mich ein bisschen traurig, also nicht ein bisschen, sehr traurig!" (35-40) „Ja, also, kann man viel sagen, aber was mich macht fröhlich, dass die alten Leute sind sehr dankbar. Und heute ich hab erste Tag bei ambulanter gehabt. Da habe ich viele, also viele Geschenk bekommen. Also eine alte Frau, die war Bauer, Bauerin, und hat einen kleine Laden, also neben Haus und da hat Apfel, egal was, Lebensmittel hat verkauft, also Milch oder solche Sachen, Käse, Butter und hat mich ein Tüte Apfel gegeben und sechs Eier." (94-99) „Also, gibt ja einige Sache, dass, also, ich kann

Kategorie	Codierung Material (Zeile)
	nicht leiden die Sterbebegleitung, Sterbeprozess. Also, dass die ein Bewohner oder ein Patient im Sterbeprozess ist, und darf man nicht denen helfen, und das kann ich nicht leiden, wenn jemand kann nicht atmen oder liegt schlecht im Bett oder" (124-127)
11. Emotio- nales Er- leben	**IP 8**: „Was mir nicht gut gefällt? Eigentlich gar nicht, aber, vielleicht fällt mir das auch nachher ein. Dann erzähle ich das Ihnen auch. Aber ich habe bisher nur alles Positives erlebt." (64-66) „Pflege, also ältere Menschen bis zum letzten Stück ihres Leben begleiten. Das ist, das hat auch große Bedeutung für mich. Man begleitet die Menschen bis zum letzten Moment ihres Lebens und dann verabschiedet sich man von denen. Das ist auch hart, aber." (68-71) „Aber da fühle ich mich nicht fremd. Ehrlich gesagt, nein." (96) „Also, im Praktikum, da hatten wir einen Notfall im Wochenende mit, mit einem Bewohner, da ich Praktikum gemacht, und ich wollte reanimieren. Ich kann das. Aber die meinen zu mir: Nein, in Patientenverfügung steht, die möchte nicht reanimiert werden. Und das fällt mir immer noch bis heutzutage schwer. Aber ich halte mich daran. Ja klar. Der Patient wünscht sich, dass er nicht reanimiert wird. Und das wird akzeptiert." (104-109)
	IP 9: „Also, jetzt nur Frauen habe ich. Aber der Mann zum Beispiel, wir haben Männer, aber wenn die Männer müssen zum Beispiel zum Toilette gehen, ich gehe mit die Männer auch. Das ist egal. Aber früher, am ersten Ausbildung, ich habe Männer aufgemacht. Wenn die in ambulant gearbeitet haben." (127-130) „Also, erste Mal, erste Mal das war sehr schwer, ich kann nicht anfassen, oh, das war echt sehr schwer." (132-133) „Ja, mein Begleiter hat gesagt: Wenn du kannst nicht arbeiten, dann einfach nicht diese Ausbildung machen. Ich habe gesagt: Nein, ich brauche ein bisschen Zeit, weil das war erste Mal zu mir. Danach ich habe das gemacht. Ja, danach das war einfach zu mir." (135-138) „Nein, also nur bei wenn die Bewohner sterben. Also erste Mal bei mir, letztes Jahr, ich habe die erste Praktikum, nein die zweite Praktikum gemacht, ein Mann war im Krankenhaus und der Arzt hat gesagt für die Tochter er wird sterben." (171-173) „Das war Wasser voll und der Mann war Sitz, aber gibt es etwas die Sitze, wo die Duschen? Aber, das war ganz mit Wasser und der Mann hat auch sofort gestorben. Also, Kopf war im Wasser, ich habe gesagt: Vorsicht, bitte

Kategorie	Codierung Material (Zeile)
11. Emotionales Erleben	komm und mir helfen, weil der Mann im Wasser war. Sie hat gesagt, ich kann nicht, weil er ist schwer. Ich rufe jemanden und kommt. Und ich habe gesagt, ja das war echt sehr schwer." (182-187) „Ich habe drei Tage nicht zur Arbeit gegangen, ich habe gesagt, ich mach einfach kündigen, weil ich will das nicht mehr. Ich habe das erste Mal zu mir gesehen. Das war sehr schwer für mich." (201-204) „Und nächstes Mal im Altenheim diese Frau, sie hat mich die Deutsch gelernt bei mir, sie hat auch gestorben, ich habe auch zwei Tage nicht zur Arbeit gegangen. Ich habe gesagt, ich, ich will nicht mehr diese Arbeit. Weil ich mag die Bewohner und alle sterben und kommt neue und neue und sterben, das ist schwer für mich." (206-210) „Also, zufrieden. Ich bin zufrieden mit dem Pflege, weil ich helfe die Bewohner, ja," (310)
	IP 10: „Ja, ja. Ja, gefällt mir, deswegen ich mag die mit, mit alte Menschen Arbeit und allgemein mit Menschen mag ich Arbeit, nicht alleine immer." (53-54) „Ne, ne, ich bin, ich bin zufrieden mit, mit diesem Beruf und meine Kolleginnen in der Praxis und in der Schule. Alles sehr nett und ich finde, dass auch die deutsche Leute auch immer mit mir zu helfen, mit dem Sprache, wenn sie verstanden, was, was hab ich gesagt." (79-82)
12. Persönliches Engagement	**IP 2:** „Genau. Ich habe jetzt zum 25 Bewohner, aber bei 15 bei 25 Bewohner, ich habe immer 5 Minuten, 10 Minuten später immer zu Hause gehen." (268-269)
	IP 4: „Ungefähr 30 Mal in meinem Dorf, ja. Ich bin zum Beispiel letztes Jahr Flüchtlinge in alle Umgebung eine Ausbildung angefangen, zum Beispiel ich habe bei Alte Kleider – Sammlung gearbeitet, Kirche gemacht und hab ausgezeichnet auch." (165-167) „Ja, ja, immer. Den ganzen Tag beschäftigen" (169) „Und jetzt in mein Dorf ich betreue drei Familien. Nach der Arbeit oder nach der Schule ich gehe zu Rest der Familie. Vielleicht sie brauchen Hilfe bei Waschen oder so. Ich mach das, dann ich zurück in meine Wohnung. Ich mach etwas in Backofen oder ich mach kochen. Denn ich gehe zu andere Familie, ich betreue, dann ich gehe nochmal zu Hause, ich schaue, was ist passiert mit meinem Kochen. Dann ich gehe dritte Familie und alle kostenlos, ich kriege kein Geld dazu." (187-193)
	IP 5: „Meine Frau, sie hilft immer, sie hat schon gelernt hier,

Kategorie	Codierung Material (Zeile)
12. Persönliches Engagement	sie hat schnell in die Deutschkurs und sie immer, sie kommt auch manchmal in Altenheim, sitzen mit den Bewohnern, mit meinem Kind jetzt auch, und sie früher auch, sie hat gesagt, dass das ganz guter Job. Die alte Leute wir brauchen jemanden helfen und so." (102-105) IP 6: „Ja! Helfen bei die Leute. Die Leute manche, also ich mag helfen bei andere Leute, egal ob die alt ist oder jung oder was. Was auch immer. Ja, ich finde helfen ist sehr, sehr gut. Ich finde das und, ja, manchmal die, die alte Leute, die weinen auch, die sind, ich denke, die sind wie Kinder. Und also ich gehe, und wenn ich Zeit habe, und setze mit und sage: Warum weinen Sie? Also und denn, die brauchen jemand und, die Zeit hat und mit denen bisschen sprechen kann. Und wenn ich Zeit habe, dann mache ich mit die alte Leute. Ich finde, es ist sehr gut, und ich liebe jetzt die alte Leute, wenn ich jetzt in Zug sehe die Leute oder auf die Straße, ich habe Respekt, voll Respekt vor die Leute und, ja." (137-145) IP 9: „Weil zum Beispiel, wenn ich habe frei, trotzdem ich gehe zur Arbeit, ich will nicht zu Hause bleiben, ich habe Urlaub, also mein Urlaub fängt am 15.8., August an, ich habe gesagt, ich will nicht mein Urlaub, also ich habe Urlaub, aber trotzdem ich komme zur Arbeit. Ich habe Bescheid gesagt, weil ich vermisse die Bewohner. Also ich gehe jede Wochenende, so am Samstag oder Sonntag, weil Sonntag gibt es nur drei Mitarbeiter und kann nicht mit 28 Bewohnern das machen, ich gehe und bisschen helfen und dann nach Hause." (258-264)
13. Zukunftsperspektive	IP 1: „Wenn ich Lust habe, nachher, nach dieser Ausbildung. Ich wollte auch studiert machen, aber ich muss gucken erst mal. Danach Ausbildung, danach ich muss gucken." (87-89) „Von Zukunft hoffe ich, ich bleibe hier in Deutschland. Das ist wichtig für mein Leben. Ja, genau, und nach dem Ausbildung ich muss gucken. Und danach mache Bildung weitermachen. Ja genau, und vielleicht jetzt ich mache Ausbildung als Altenpfleger und danach vielleicht Krankenpfleger und danach weitermachen. Ich muss gucken." (113-117) IP 2: „Ich bin zufrieden von Beruf, von diese Beruf. Und Zukunft wir zusammen, drei Personen, wenn ich bin in Deutschland, ich kann das vielleicht eine Altenpflege, von, was heißt, mit Auto machen das." (100-102) „Ambulante Pflege. Danke-

Kategorie	Codierung Material (Zeile)
	schön. Wir zusammen organisieren so diese Arbeit." (104-105) „Fünf Personen organisieren, ich habe merken von diese Beruf Zukunft in meine Wohnung, ich weiß nicht, wenn ich bin in Deutschland, dieser ambulante Dienst wir machen" (110-112)
	IP 4: „Jetzt ich habe eine Moglichkeit nach zwei Monate, wenn ich mache meine, diese Zwischenprobe fertig, dann ich muss viel über, überlegen. Ich mach meine weiter, vielleicht ich mache meine Ausbildung fertig jetzt, weil das ist nicht meine Traum, das ist nicht mein Beruf. Ich mach das gerne und ich bin fleißig und ich biete Reste oder so, klar, aber trotzdem ich finde, das ist nicht mein Beruf." (370-374) „Jetzt vor drei Monate meine Chefin hat mir gesagt: X, ich hoffe, dass Sie hier immer bleiben, aber ich glaube das nicht. Sie finden ande, andere Möglichkeit. Sie machen jetzt diese Beruf und du hast schon studiert, du kannst jetzt eine andere Weg gehen.` Aber das brauchte Zeit." (378-381) „Der Chef war bei mir, weil der, die Bürgermeister, ich kenne die Bürgermeister dort, er hat diese Mann über mich gesprochen, und der Chef war bei mir Zuhause und er hat mir gesagt: Wenn du willst, du jetzt dich bewerben, und du kriegst schnell eine Antwort. Ich habe gesagt: Nein, ich bin jetzt zufrieden bei meiner Arbeit. Ich werde nicht wechseln. Ich find das schlimm, wenn gehe ein Tag hier, ein Tag hier, eine. Jetzt ich bin zufrieden dort, ich habe gute Kontakt. Dann, dann ein bisschen falsch." (395-401)
13. Zukunfts-perspekti-ve	IP 5: „Ja, ich habe erste Mal, ich, bei meinem Leben ist immer Schritt für Schritt. Erst einmal Prüfung mach weiter Fachkraft, und wenn ich habe Fachkraft gehabt dann ich arbeite 2-3 Jahren und vielleicht mache auch weiter. Nicht 100 %, aber erst einmal ist Besuch nächsten Monat bestanden und dann mach weiter." (113-116)
	IP 6: „Also, ich wollte eigentlich Abitur machen und, also, ich will auch Sport machen, also Fußballspielen." (26-27) „Ja, ich möchte Gitarre spielen, also mein Wunsch sind sehr viele und aber jetzt mit diese Ausbildung ich hab weniger Zeit, weniger Freizeit, kann ich nicht alles machen; zum Beispiel Musikschule schaffe ich nicht oder extra Deutschkurs kann ich nicht machen, weil ich muss entweder zur Schule kommen oder Altenheim gehen, so." (29-33) „Die denken einfach falsch und die Gedanken sind einfach, ich glaube, alt und ich glaube falsch,

Kategorie	Codierung Material (Zeile)
	weil in Deutschland, ich glaube, braucht man viele Fachkräfte und es ist ein, ich finde jetzt auch, ist ein tolles Beruf. Und ich will auch unbedingt weitermachen." (109-112) „also ich möchte später Medizin studieren. Ist das natürlich nicht einfach, aber es ist mein Wunsch und, ja, auf jeden Fall möchte ich studieren." (149-150) „Und ich habe gesagt: ja, weil ich später meine Träume, meine Ziele, ich will jetzt, ich muss jetzt diese muss jetzt weitermachen hier, sonst komme ich nicht zu meine Ziele und so." (192-194)
	IP 7: „Also, ich bin froh, also, ich hoffe, wenn ich in meine Ausbildung fertig bin, und dann kann ich im Krankenhaus oder also ich bin in richtige Weg und ich mache weiter. Vielleicht kann ich eine Heim also als PDL oder als Chef vielleicht kann ich solche Sachen weitermachen." (168-171) „Und ich bin froh, dass ich in dieser Arbeit bin, und weil in diesem Beruf wird man nie arbeitslos." (174-175)
13. Zukunftsperspektive	IP 8: „und da habe ich auch richtig gute Lebensperspektiven." (5) „Ich will erst einmal ein paar Jahre Erfahrung sammeln und dann nachher vielleicht mach ich eine Weiterbildung zum Praxisanleiter, vielleicht ziehe ich auch nach XX, auch im XXXX mache ich das." (87-89)
	IP 9: „Also, ich hoffe Weiterbildung machen, nicht drei Jahre und danach Arbeit." (274) „Also ich möchte noch zwei Jahre Ausbildung machen, Weiterbildung und danach selbstverständlich, weil ich möchte meine eigene Arbeit machen zum Beispiel mit ambulant." (276-278) „Ich will nicht stationär arbeiten. Weil, also, ich möchte einfach eigene Arbeit machen zu mir. Aber ich hoffe, wenn ich bestanden. Aber trotzdem, wenn ich bestanden nicht, ich mache auch weiter." (280-282)
	IP 10: „Hm, wenn ich diese Ausbildung geschafft, ich denke, bei XXXX arbeiten ein paar Jahre und dann weiter lernen können, meine Sprache gut verbessern. Ich denke auch, mach ich eine Weiterbildung und dann, und dann so." (135-137) „Weil bin ich momentan 30 Jahre alt und ich finde, bin ich noch jung, geht lernen, nachdem vielleicht vier Jahre, nach dem vier Jahre hab ich gedacht so, hab ich gedacht so nach dem vier Jahre ich kann Weiterbildung machen." (139-141) „Oder Universität, Manager, Pflegemanager." (143)

Anlage G: Quantifizierende Materialübersicht

Kategorie	Ausprägungen	Aussage/ Ausprägung	Insgesamt
Qualifikation	Erlernter oder ausgeübter Beruf im Herkunftsland	4	6
	Eventueller Schulabschluss	2	
Flucht	Gründe für die Flucht	1	13
	Fluchtrouten	8	
	Erlebnisse auf der Flucht	4	
Pflege in den Herkunftsländern	Umgang mit alten und kranken Menschen	6	15
	Pflegeheime	7	
Wohnsituation	Derzeitige Wohnsituation	10	14
	Prozess der Wohnungsfindung	2	
	Erfahrungen in der Wohnsituation	2	
Soziale Kontakte	Familiäre Kontakte	6	12
	Kontakte zu Betreuern, Kollegen, Nachbarn	6	
Sprache	Erlernen der Sprache	6	14
	Sprachbarrieren	4	
	Bedeutung der Sprache	4	
Gründe für die Berufswahl	Wege in die Ausbildung	9	9
Religiöse Aspekte	Förderliche Aspekte	5	8
	Hinderliche Aspekte	3	
Reaktionen des Umfelds	Zuspruch	5	8
	Ablehnung	3	
Ausbildungsverlauf	Erfahrungen während der Ausbildung	4	18
	Schule/Praxis	8	
	Praxisanleitung	6	
Emotionales Erleben	Umgang mit persönlichen Erlebnissen während der Ausbildung	9	9
Persönliches Engagement	Ehrenamtliches Engagement	3	3
Zukunftsperspektive	Wünsche/Ziele	9	9

Printed in the United States
By Bookmasters